24.80

Mama, was ist AIDS?

Allen Kindern gewidmet, die HIV-positiv bzw. AIDS-krank sind oder sein werden.

Der Name Nikolas ist für die Menschen gleichbedeutend mit Sieg.

Originaltitel: Come Sit by Me
Published by Women's Press, 517 College Street, Suite 233,
Toronto, Ontario, Canada M6G 4A2.

Die Deutsche Bibliothek – CIP-Einheitsaufnahme

Mama, was ist AIDS? / Text: Margaret Merrifield.
Ill.: Heather Collins. [Übers.: Margarete Längsfeld]. – 1. Aufl. –
Ruhnmark : Donna Vita, 1993
Einheitssacht.: Come sit by me
ISBN 3-927796-29-8
NE: Merrifield, Margaret; Collins, Heather; EST

Postfach 5 – Post Husby
24973 Ruhnmark

1. Auflage 1993

Übersetzung: Margarete Längsfeld
Lektorat: Andrea Krug
Typographische Gestaltung: Dagmar Schadenberg, Berlin
Druck: Proost, Turnhout/Belgien

Wir danken The Canada Council für die Unterstützung
bei der Herausgabe dieses Buches.

Margaret Merrifield

Mama, was ist AIDS?

Illustrationen: Heather Collins

Aus dem kanadischen Englisch von Margarete Längsfeld

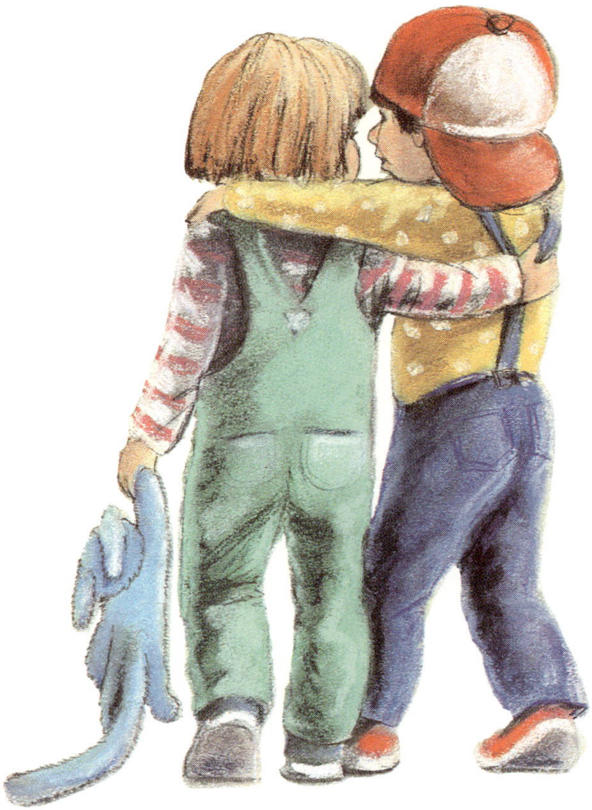

Ein aufklärendes Bilderbuch über AIDS und HIV-Infektion für Mädchen und Jungen von vier bis acht Jahren und ihre Betreuerinnen und Betreuer

Donna Vita

Karin wachte früh auf. Sie war putzmunter. Auf Zehenspitzen schlich sie ins Elternschlafzimmer, kuschelte sich zu ihrer Mutter ins Bett und flüsterte: „Ist heute Kindergartentag oder Zuhausetag?" „Kindergartentag", antwortete die Mutter verschlafen. „Och!" Karin verschränkte die Arme und zog einen Flunsch. „Ich mag Zuhausetage lieber."

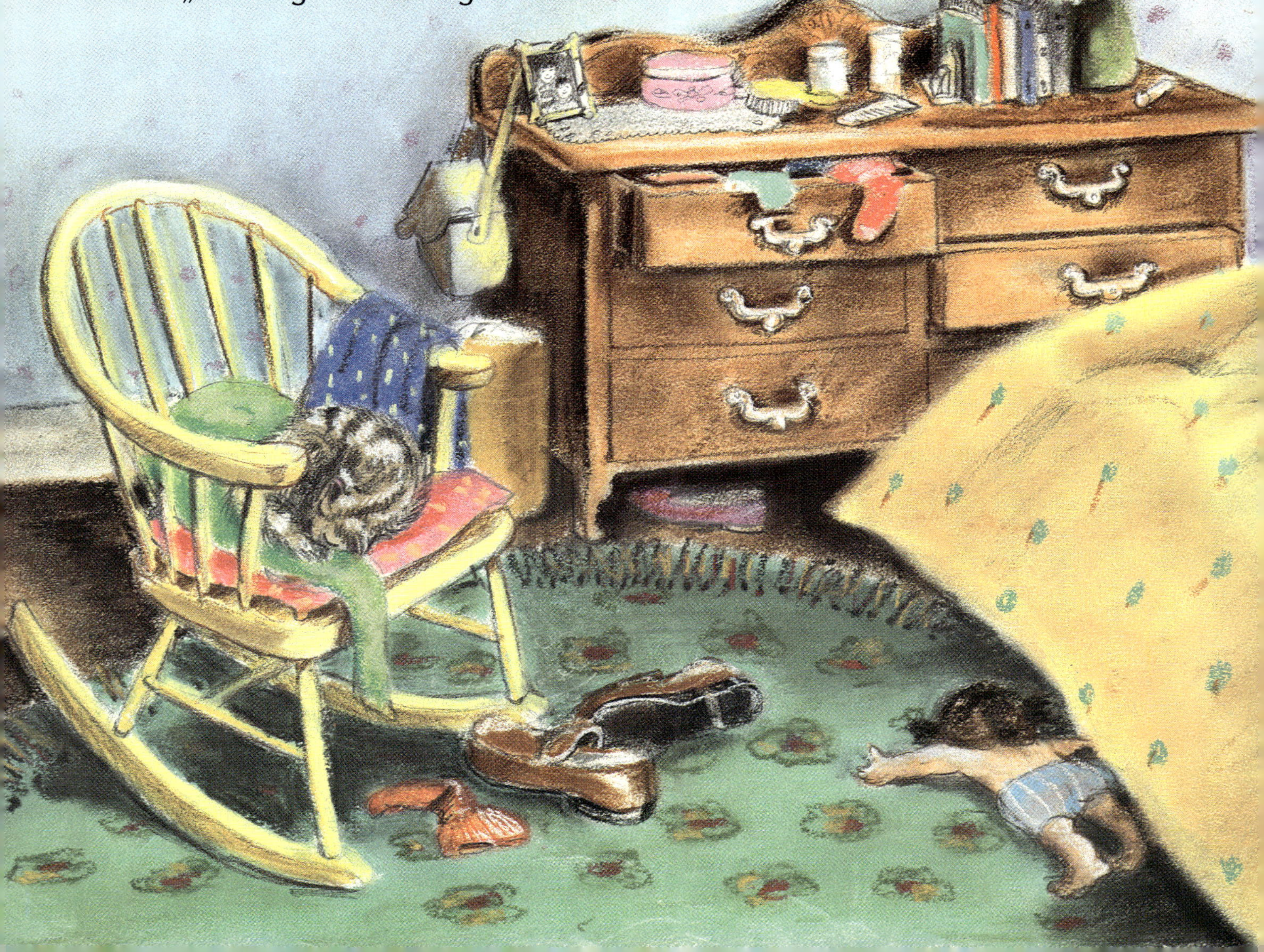

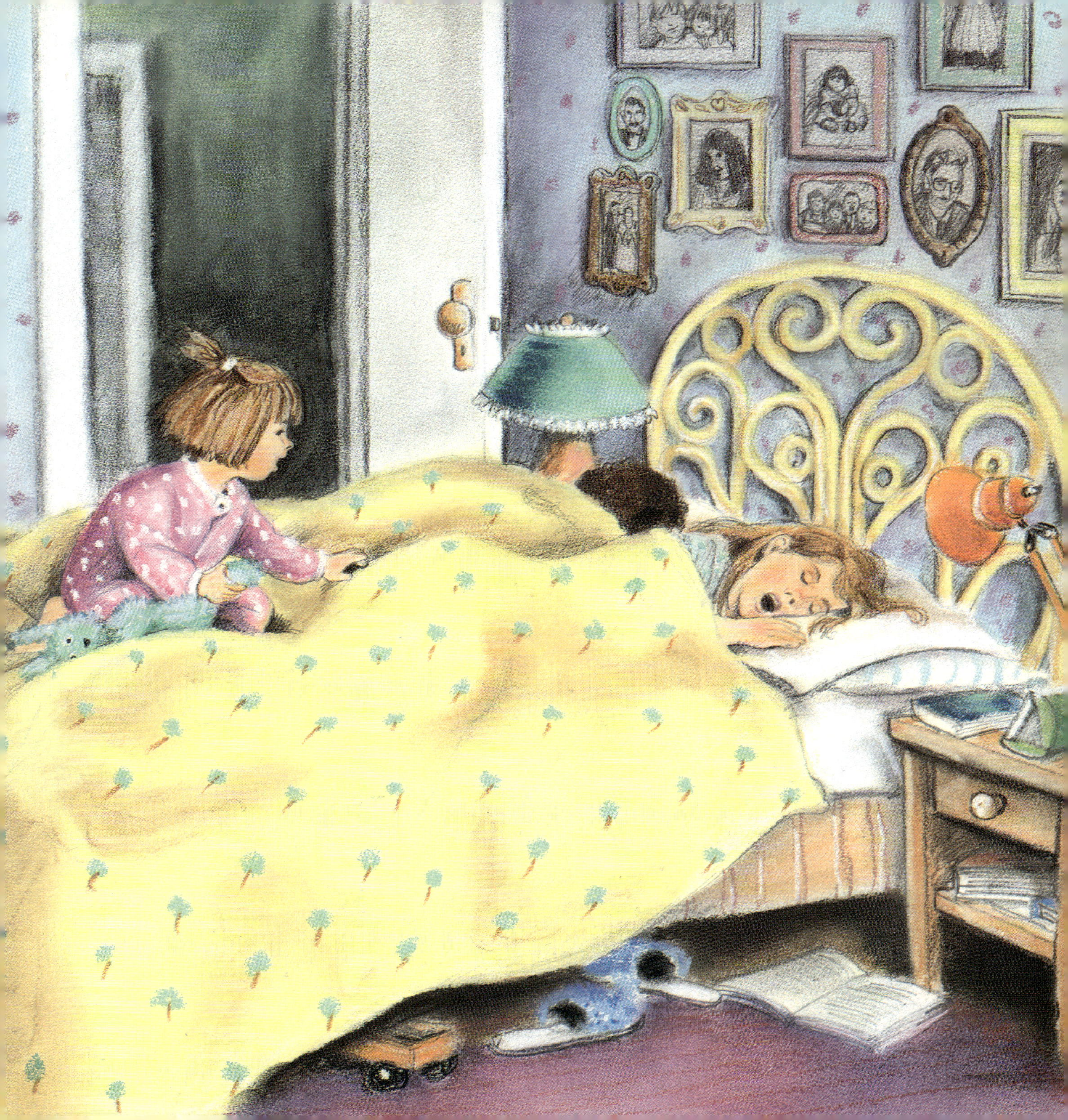

Die Sommerferien waren zu Ende. Sie hatten allerhand Schönes unternommen – schwimmen, Strandgut sammeln, sich Dünen hinunterrollen lassen, abends lange aufbleiben, Oma und Opa besuchen.

„Ich will aber zu Hause bleiben – bei dir!" sagte Karin zu ihrem Vater.

Der Vater antwortete ganz sanft:

„Geh, Karin, mach dich fertig! Du freust dich bestimmt, wenn du die anderen Kinder wiedersiehst. Und vielleicht sind ein paar Neue zum Spielen da."

Dann ging die Mutter zur Arbeit. Und der Vater ging auch zur Arbeit. Der große Bruder Michael ging in die Schule, und Karin ging in den Kindergarten.

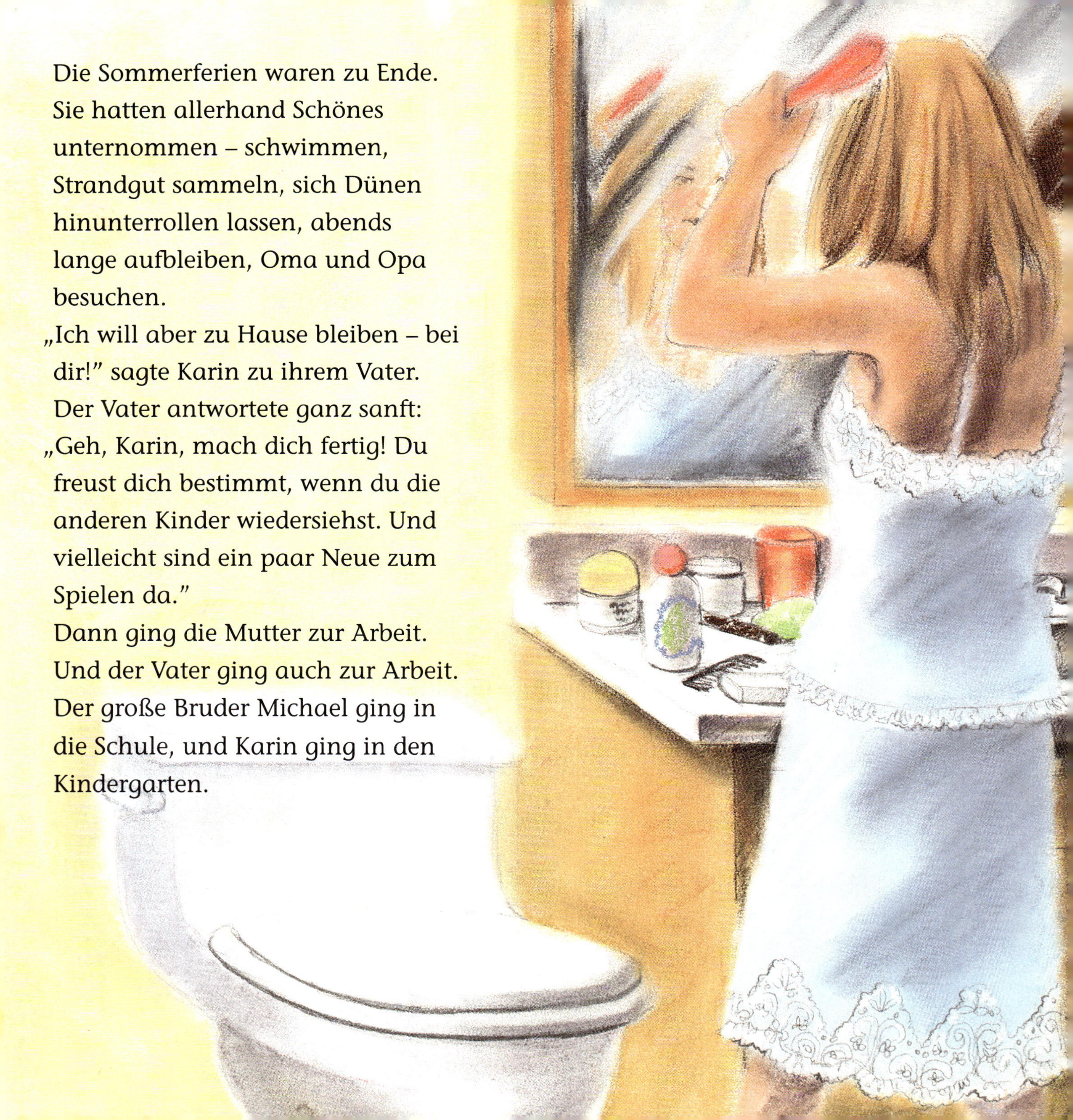

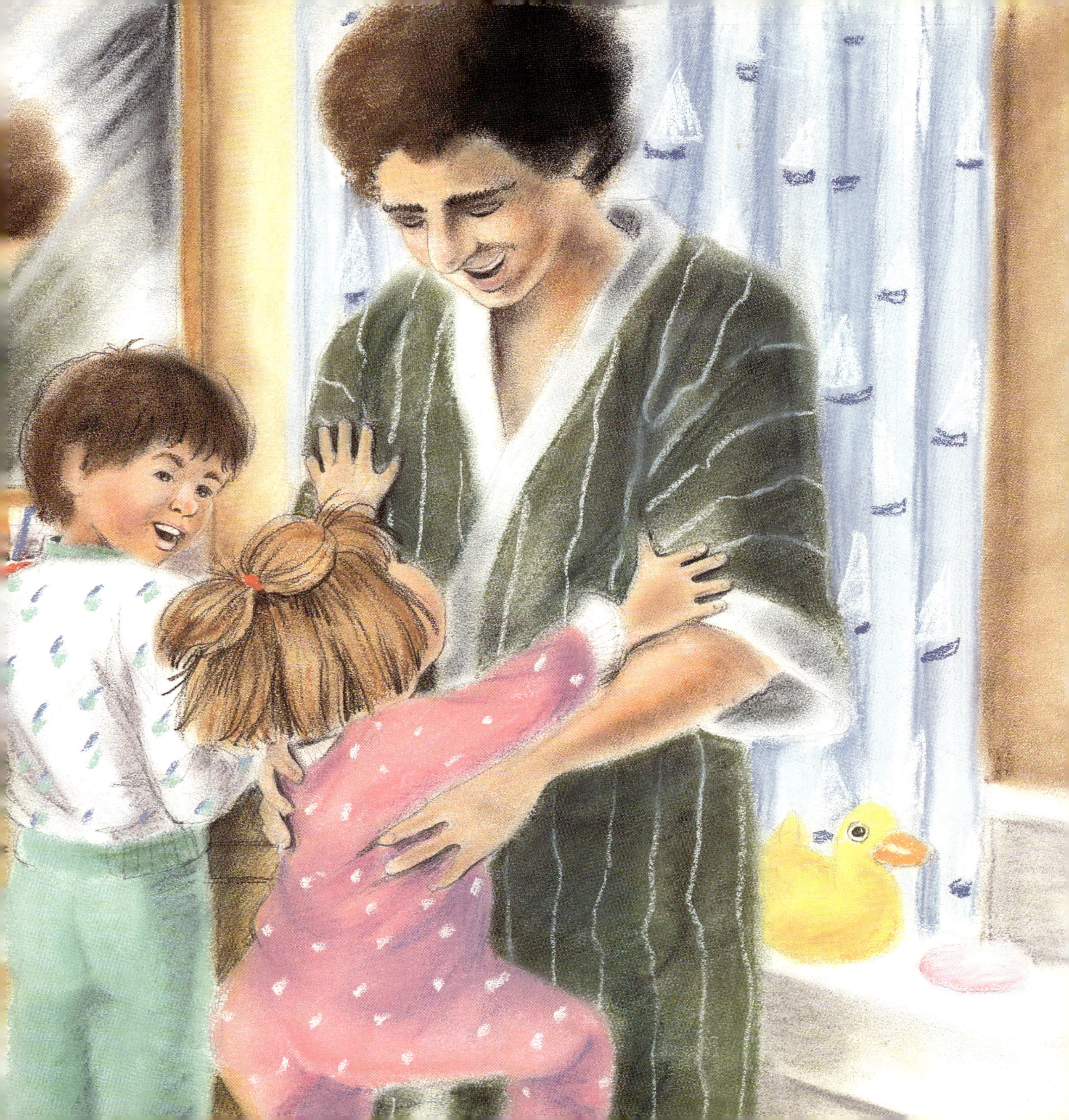

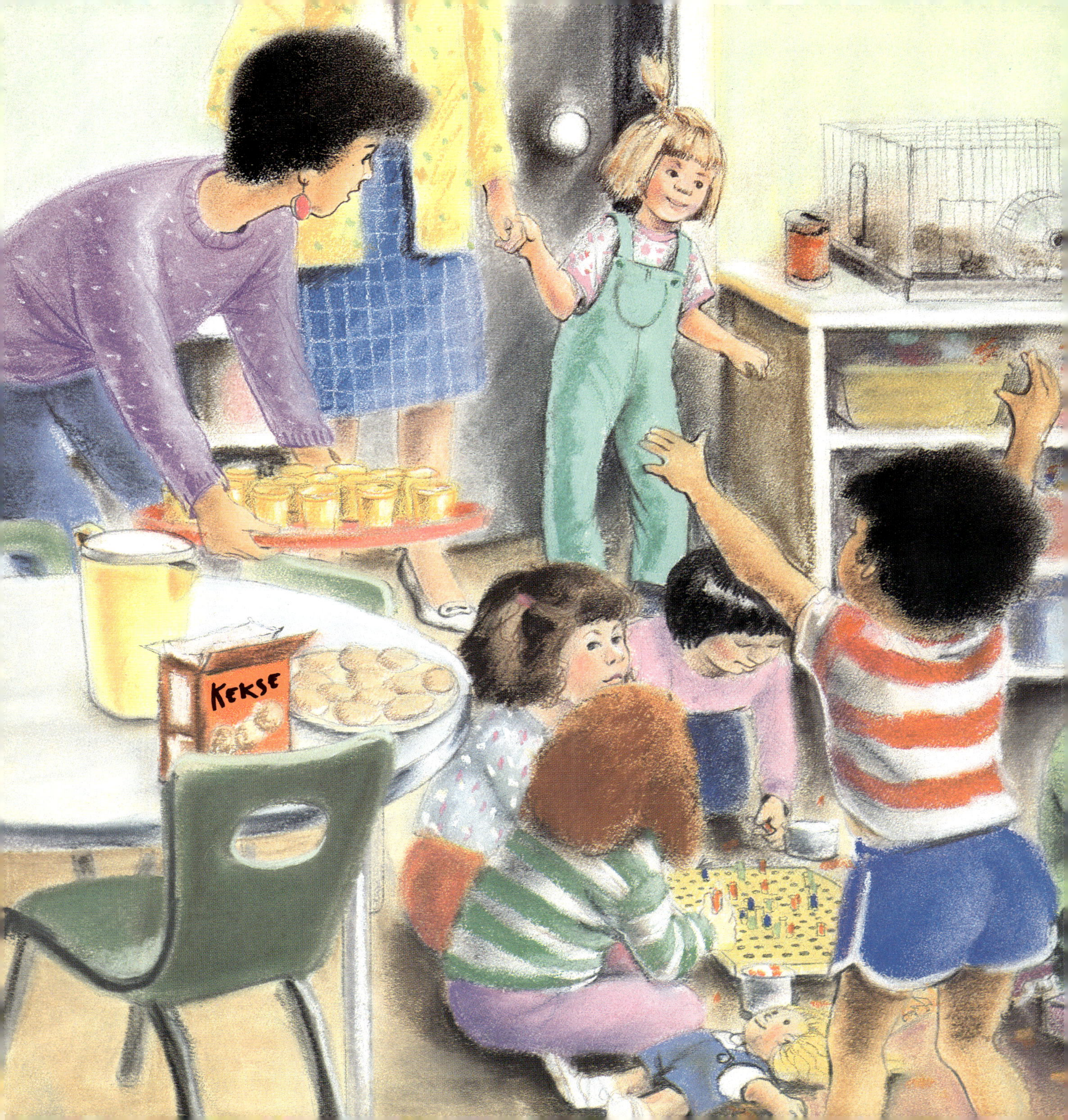
KEKSE

Es war laut.
Als Benjamin Karin sah, rief er: „Karin, Karin, komm zu mir!"
Erika rief noch lauter: „Karin, komm zu mir!"
Alle kicherten und rutschten auf dem Po zur Seite, um im Kreis Platz für Karin zu machen.
„Schön, daß du wieder da bist, Karin. Wir haben dich vermißt. Möchtest du heute meine Helferin sein?" fragte Julia, die Kindergärtnerin.
„Ja, bitte!" Karin lächelte übers ganze Gesicht, als sie half, Kekse und Saft auszuteilen.

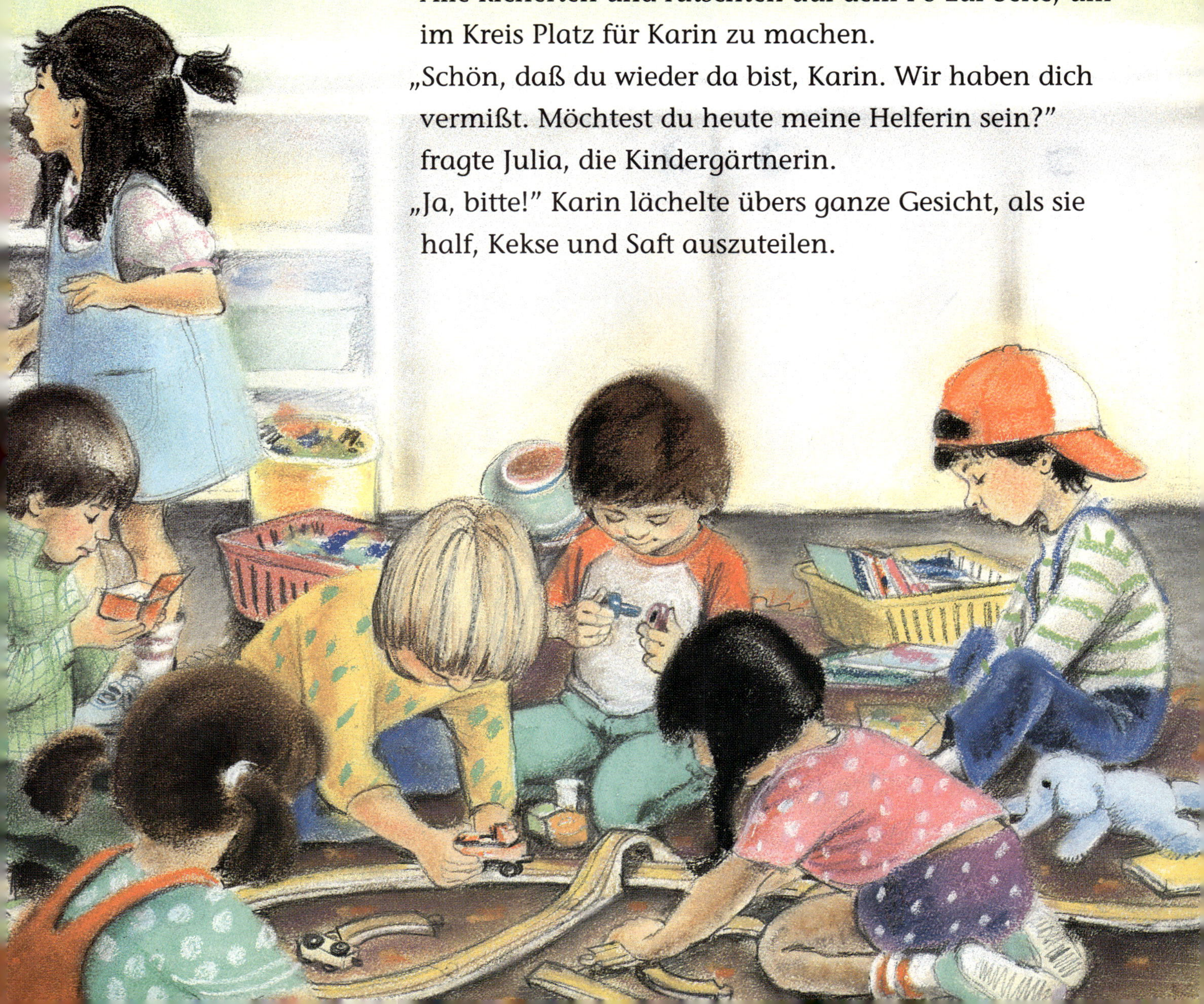

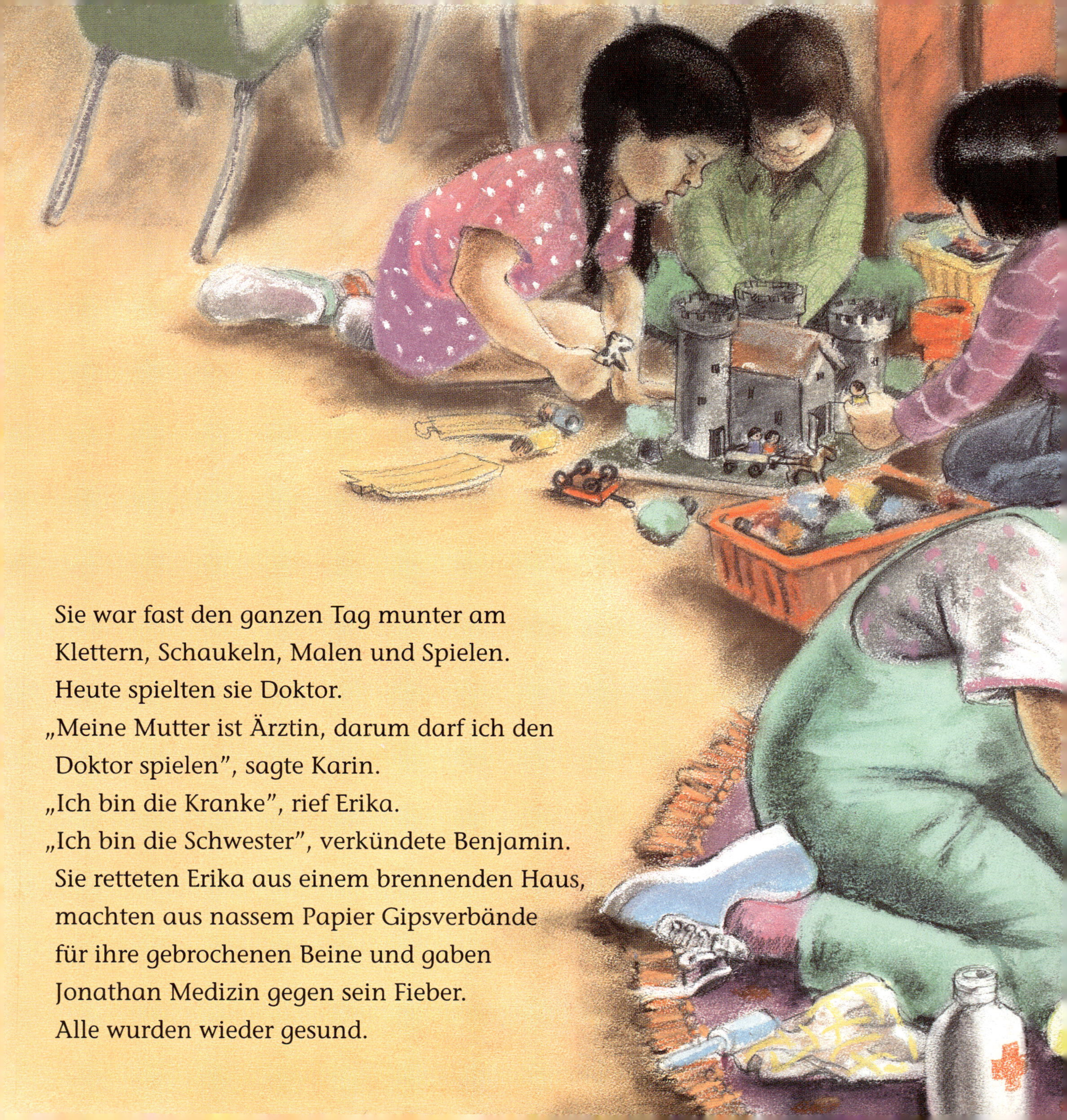

Sie war fast den ganzen Tag munter am
Klettern, Schaukeln, Malen und Spielen.
Heute spielten sie Doktor.
„Meine Mutter ist Ärztin, darum darf ich den
Doktor spielen", sagte Karin.
„Ich bin die Kranke", rief Erika.
„Ich bin die Schwester", verkündete Benjamin.
Sie retteten Erika aus einem brennenden Haus,
machten aus nassem Papier Gipsverbände
für ihre gebrochenen Beine und gaben
Jonathan Medizin gegen sein Fieber.
Alle wurden wieder gesund.

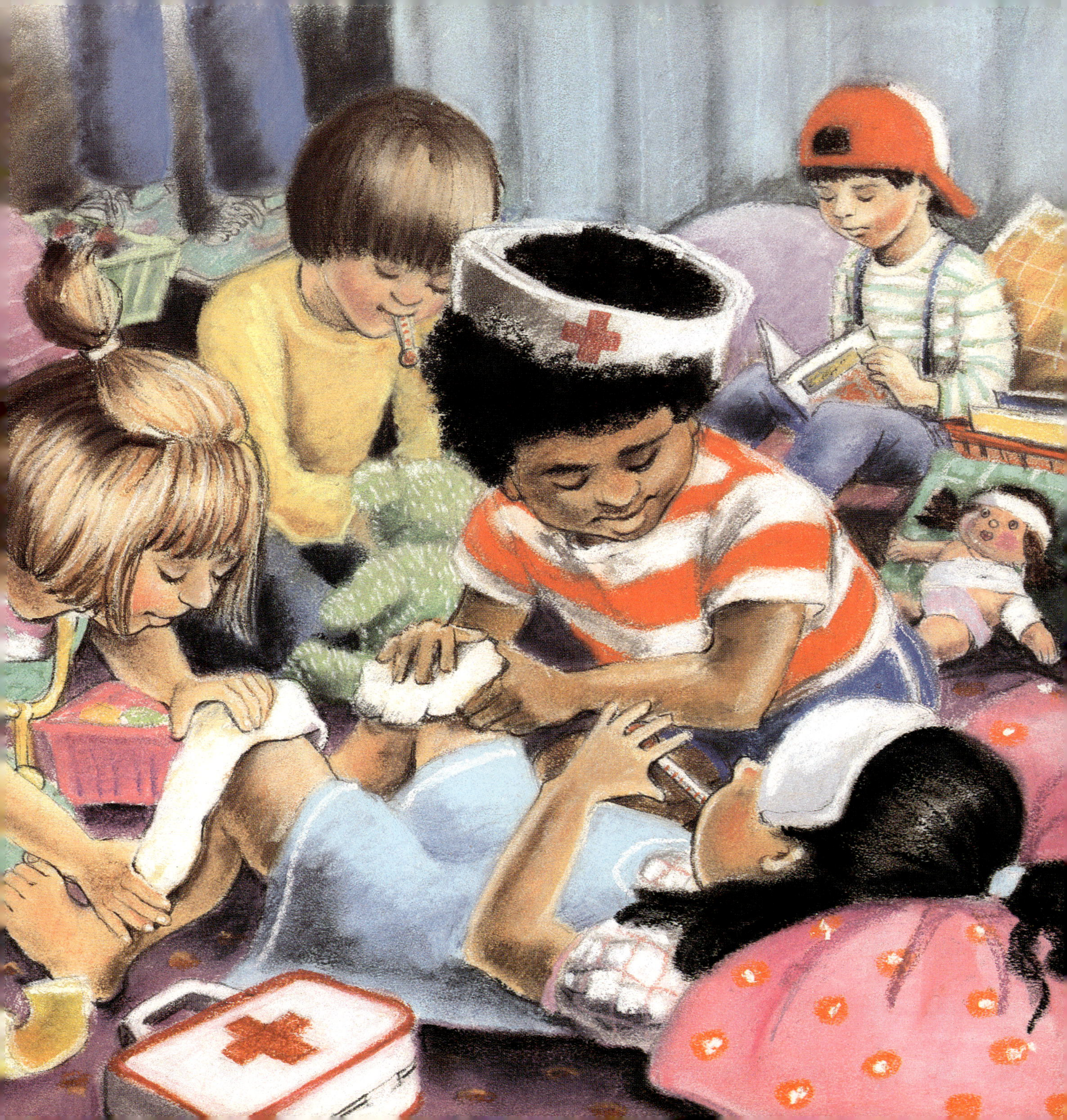

Nikolas war das neue Kind in ihrer Gruppe.
Er war still.
Er tobte nicht herum.
Er spielte nicht viel.
Er benahm sich anständig beim Mittagessen.

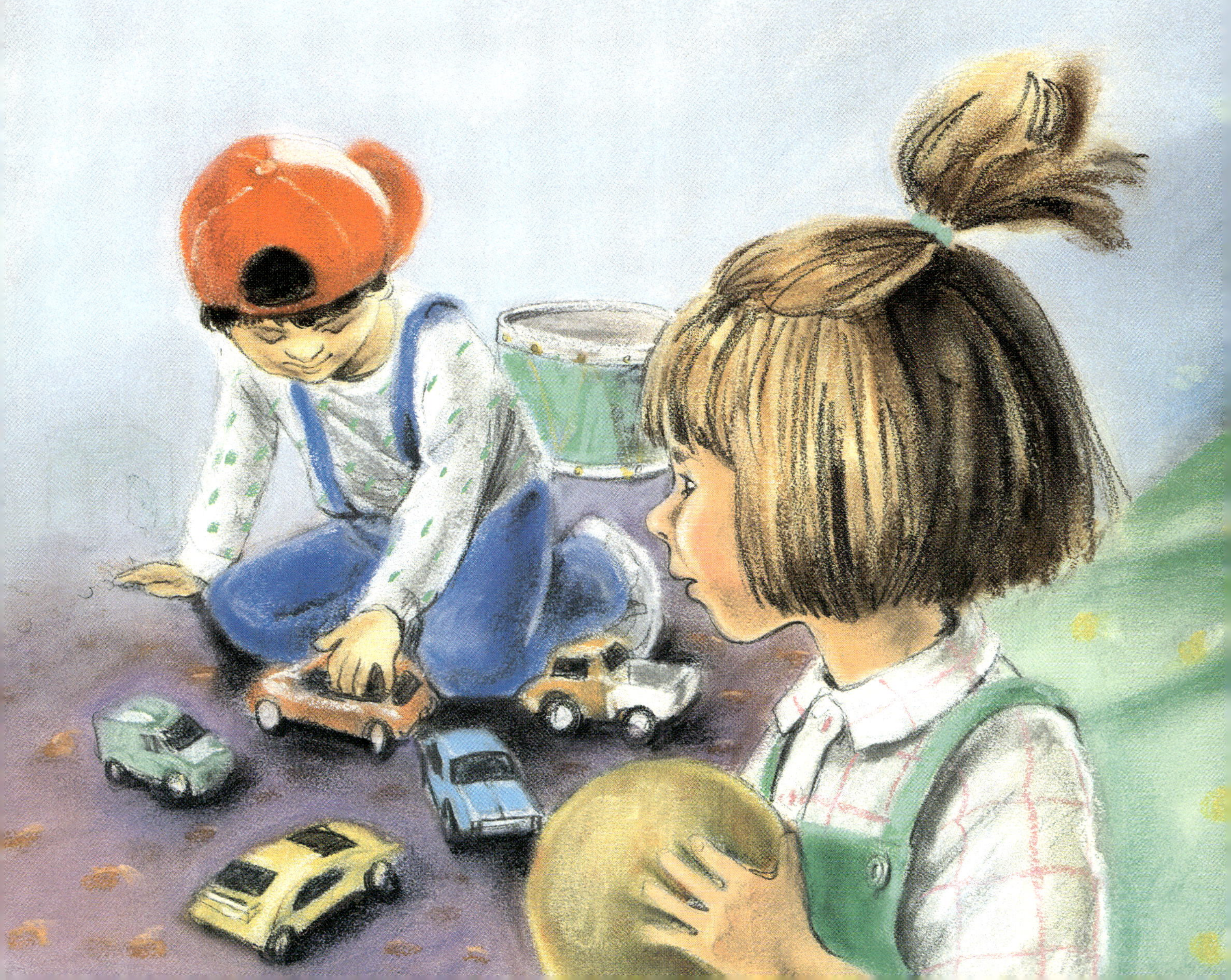

Am Abend erzählte Karin ihrer Mutter, was sie tagsüber erlebt hatte.

„Ich hab' ganz viel gespielt. Ich hab' einen langen Mittagsschlaf gemacht. Ich mußte mich zwischendurch nicht ausruhen. Nikolas ist noch nicht mein Freund."

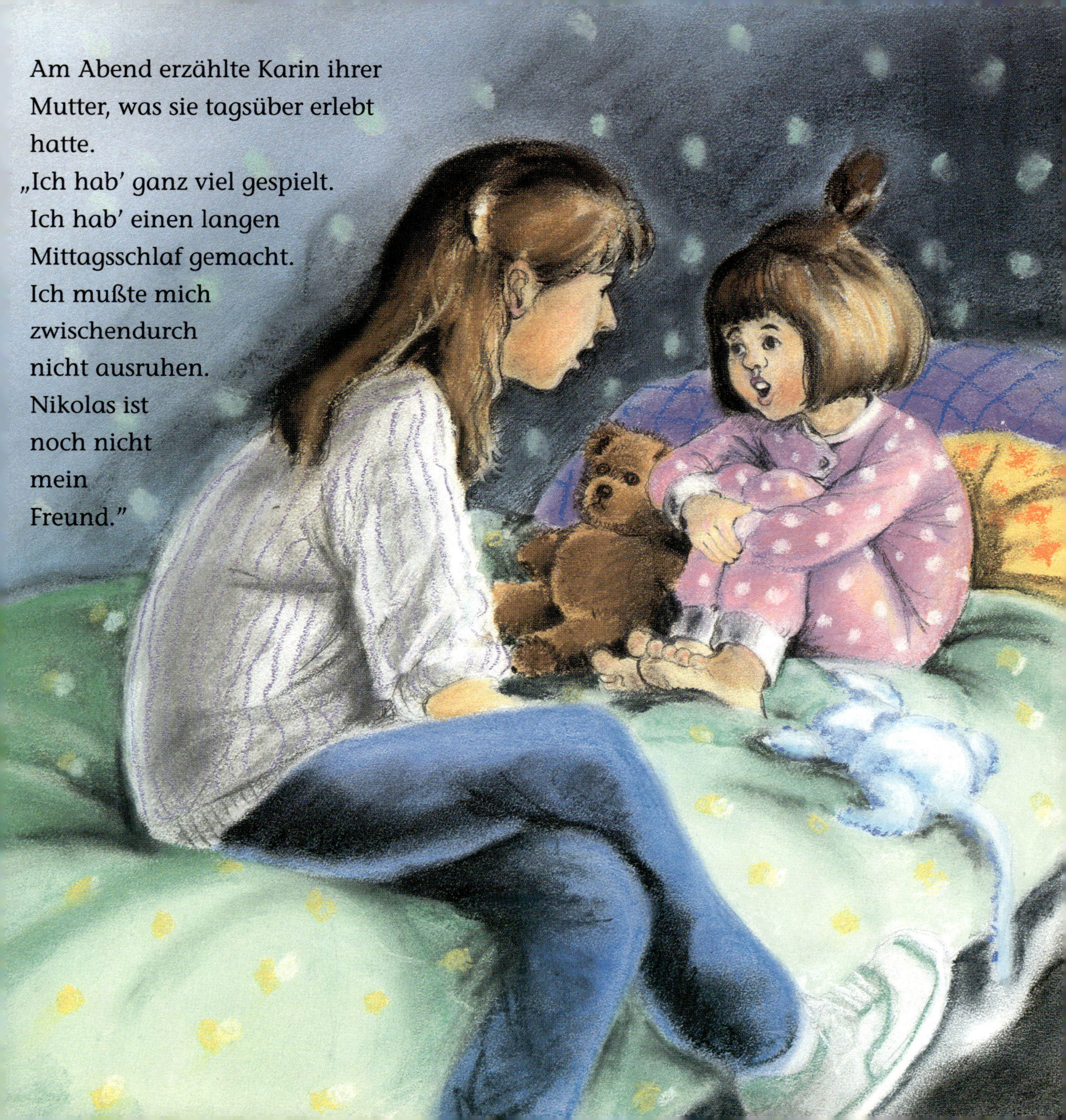

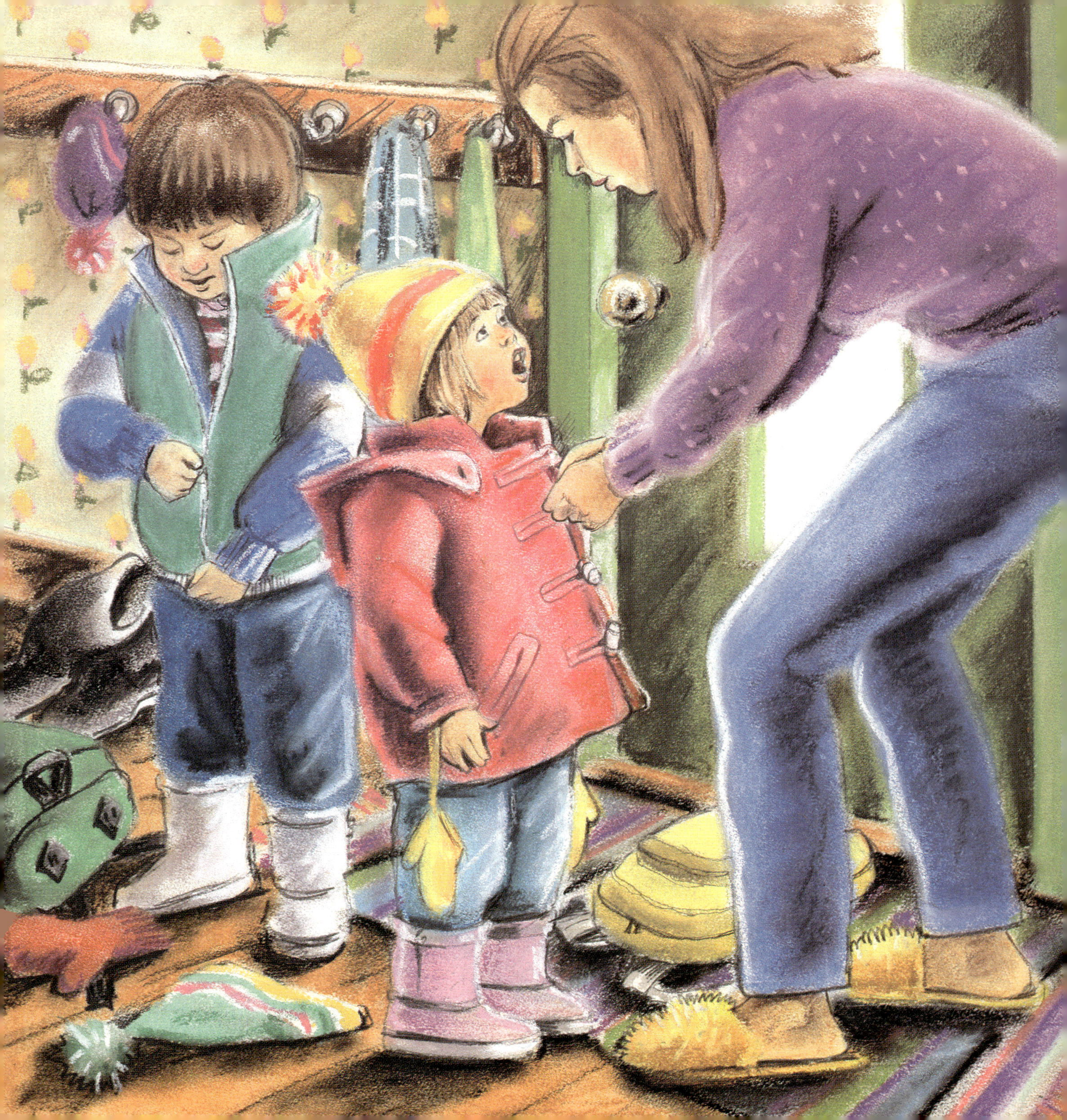

Draußen wurde es immer kälter. Alle mußten lange Hosen anziehen. Eines Tages erzählte Karin zu Hause, daß Nikolas krank sei und sie ihn vermisse.
„Er ist jetzt mein bester Freund", sagte sie traurig.
„Wie lange ist er schon krank?" fragte die Mutter.
„Ich weiß nicht. Ganz viele Tage", antwortete Karin.
Nach vielen vielen Tagen ging es Nikolas besser, und er kam wieder in den Kindergarten.

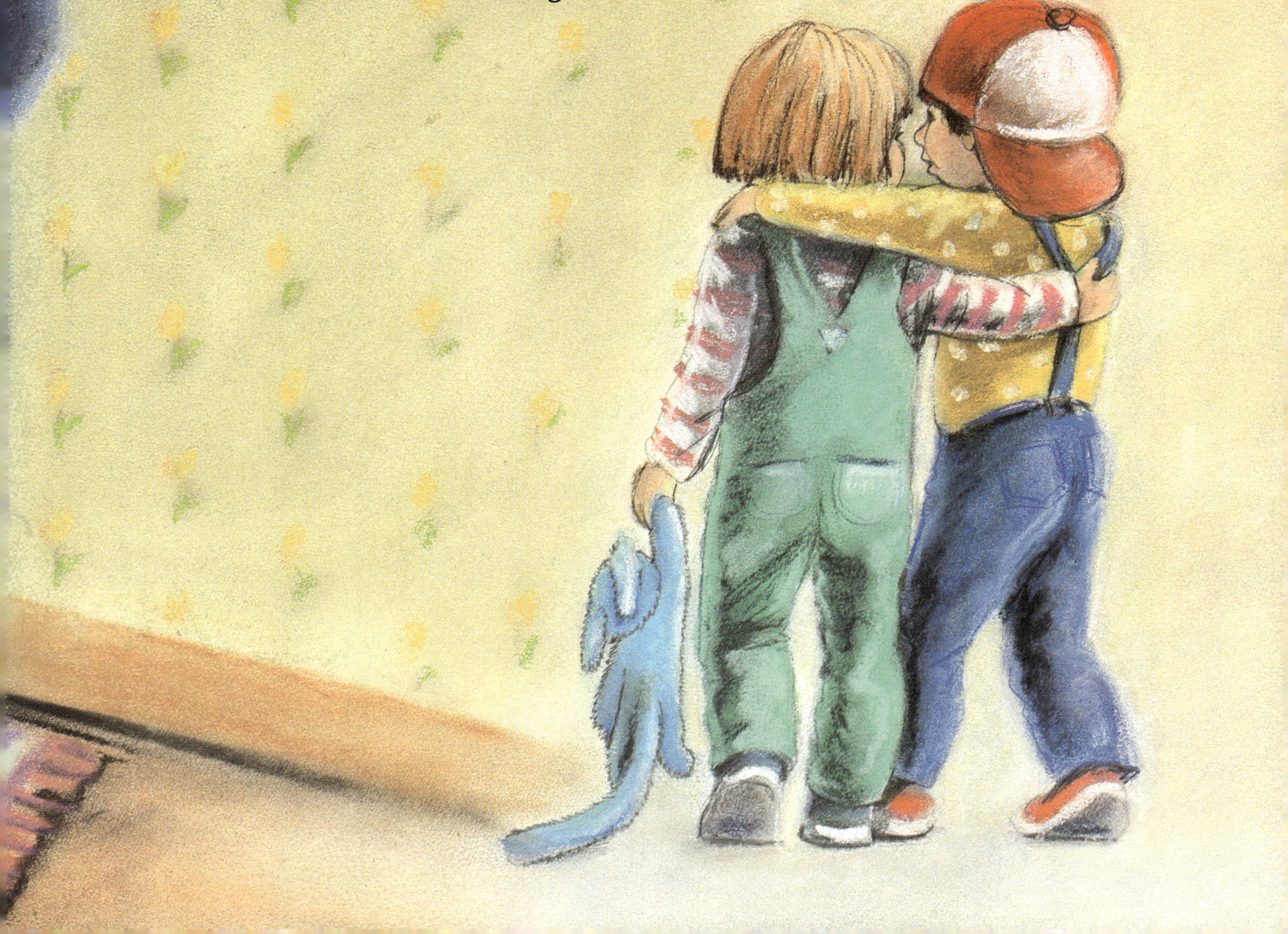

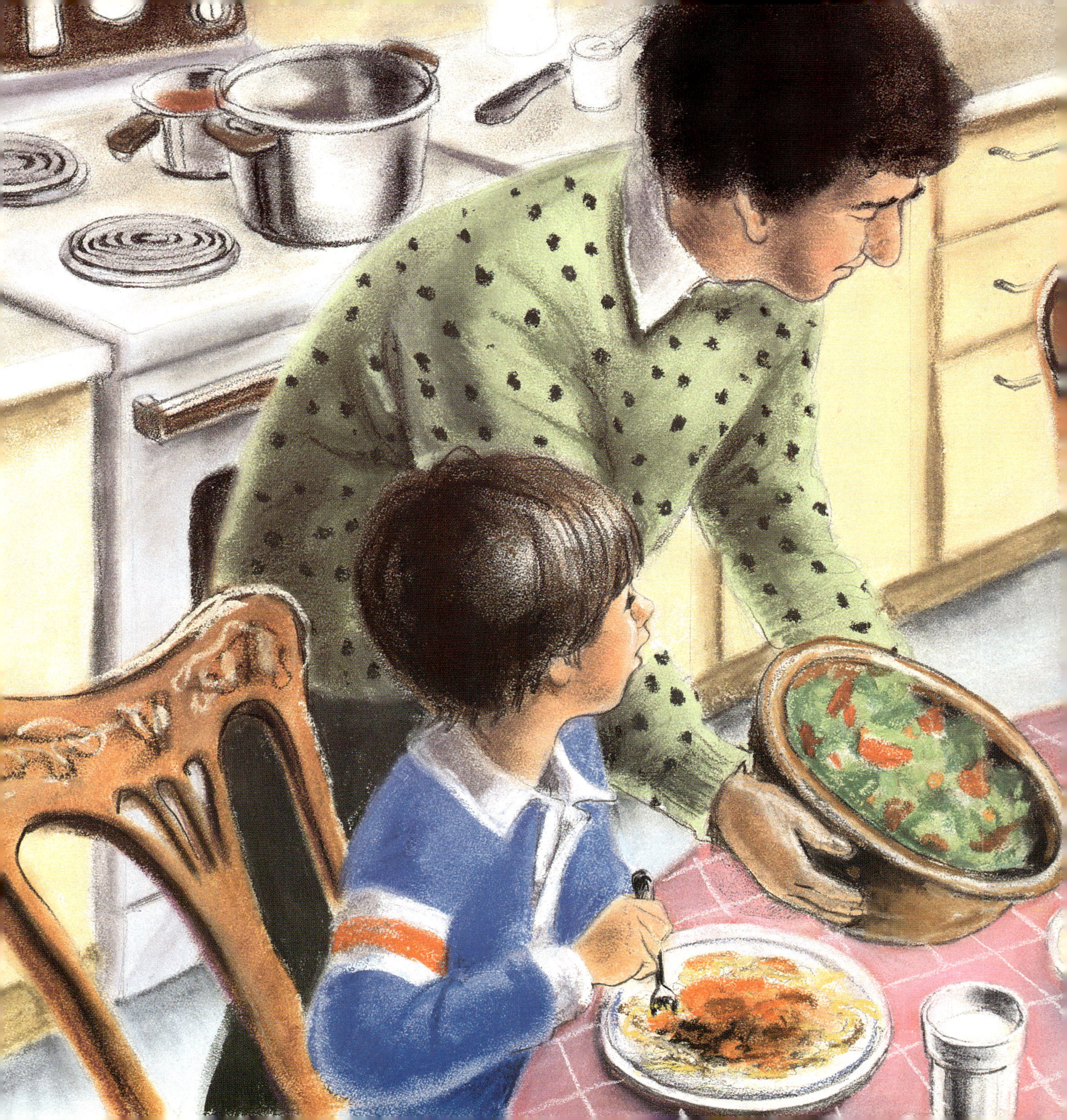

„Was ist AIDS?" fragte Karin eines Abends beim Essen.

„AIDS ist eine Krankheit. Warum fragst du?"

„Weil Sebastian gesagt hat, er darf nicht mehr mit Nikolas spielen, weil Nikolas AIDS hat."

„Spielst du mit Nikolas?" fragte Michael.

„Ja, er ist doch mein Freund", antwortete Karin.

„Sieht er krank aus?" fragte ihr Bruder.

„Ich weiß nicht." Karin zuckte die Achseln und aß ihre Spaghetti.

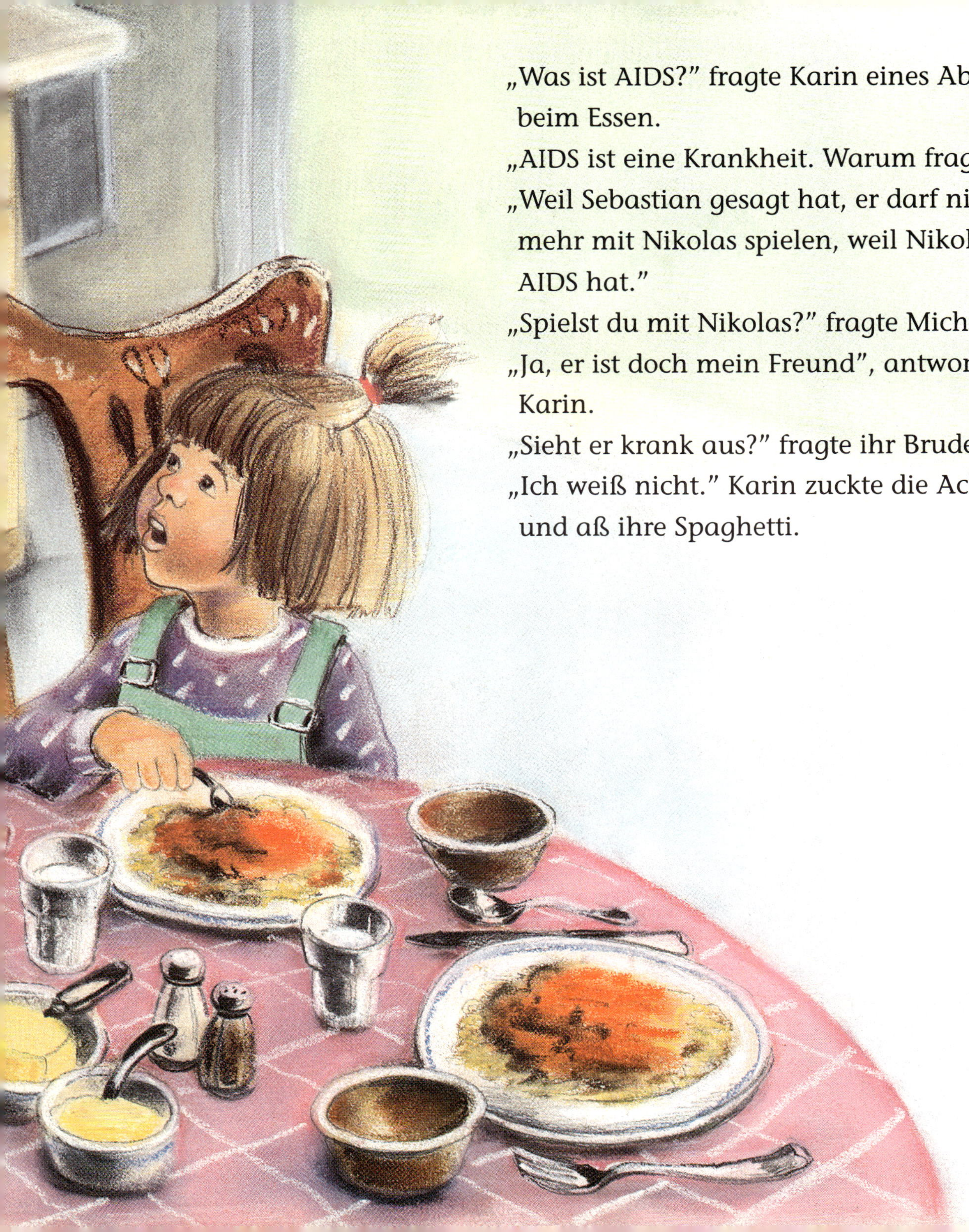

Später setzte sich die Mutter zu Karin und erklärte: „Wenn du krank wirst und Fieber, Husten oder Schnupfen hast, dann kämpfen Tausende von Helferzellen in deinem Blut dagegen an und sorgen dafür, daß du wieder gesund wirst.
Aber wenn Nikolas AIDS hat, können ein paar von den wichtigsten Helferzellen in seinem Blut nicht mehr kämpfen. Sie können ihm nicht gegen Fieber, Husten oder Schnupfen helfen, wie es deine tun."
Karin fragte: „Wenn ich mit ihm spiele, kriege ich dann auch AIDS?"
„Nein", antwortete die Mutter. „Du kannst mit Nikolas spielen, mit ihm essen, bei ihm schlafen, ihn in die Arme nehmen und alles tun, was du sonst mit allen anderen Kindern auch tust."

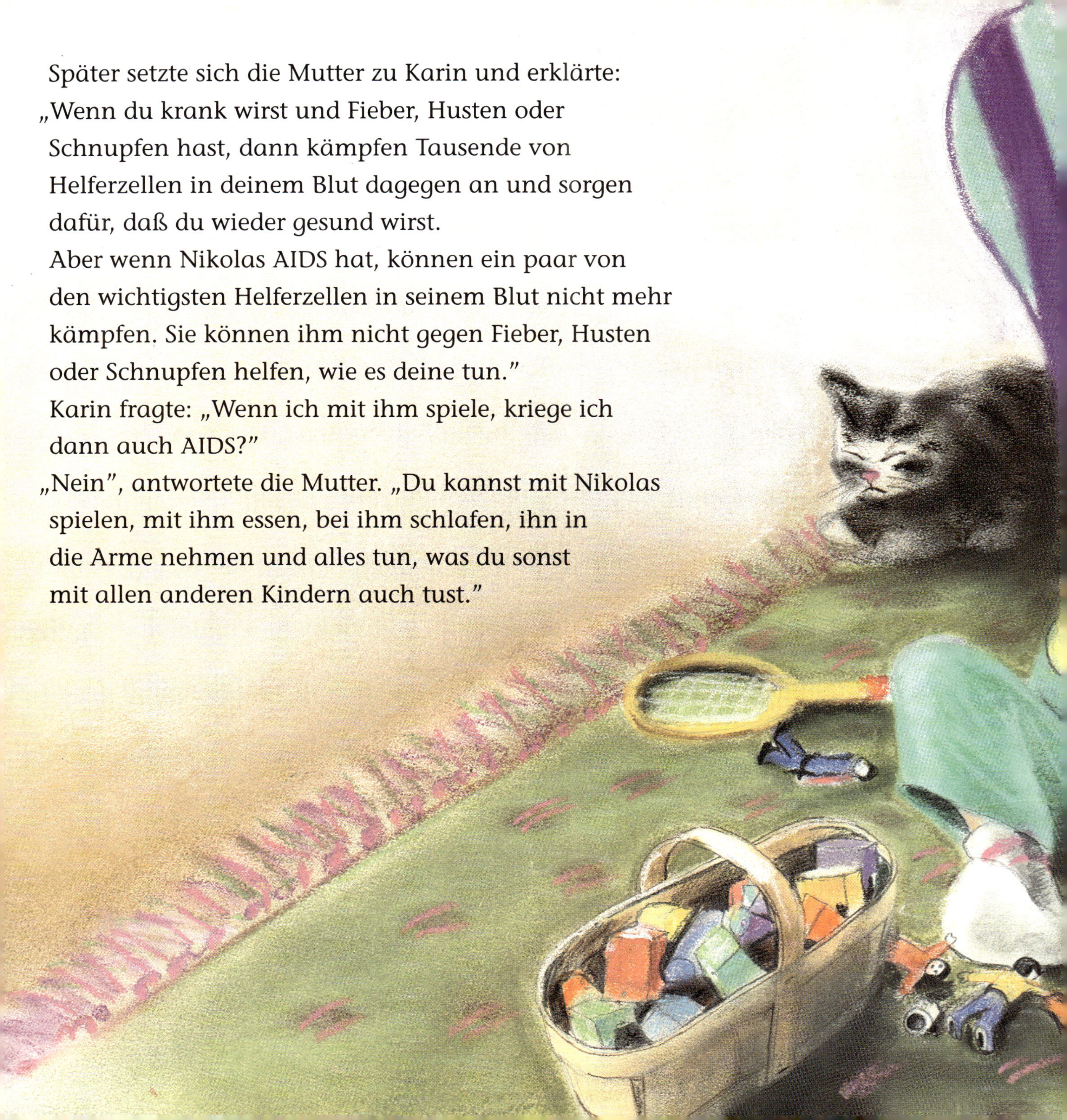

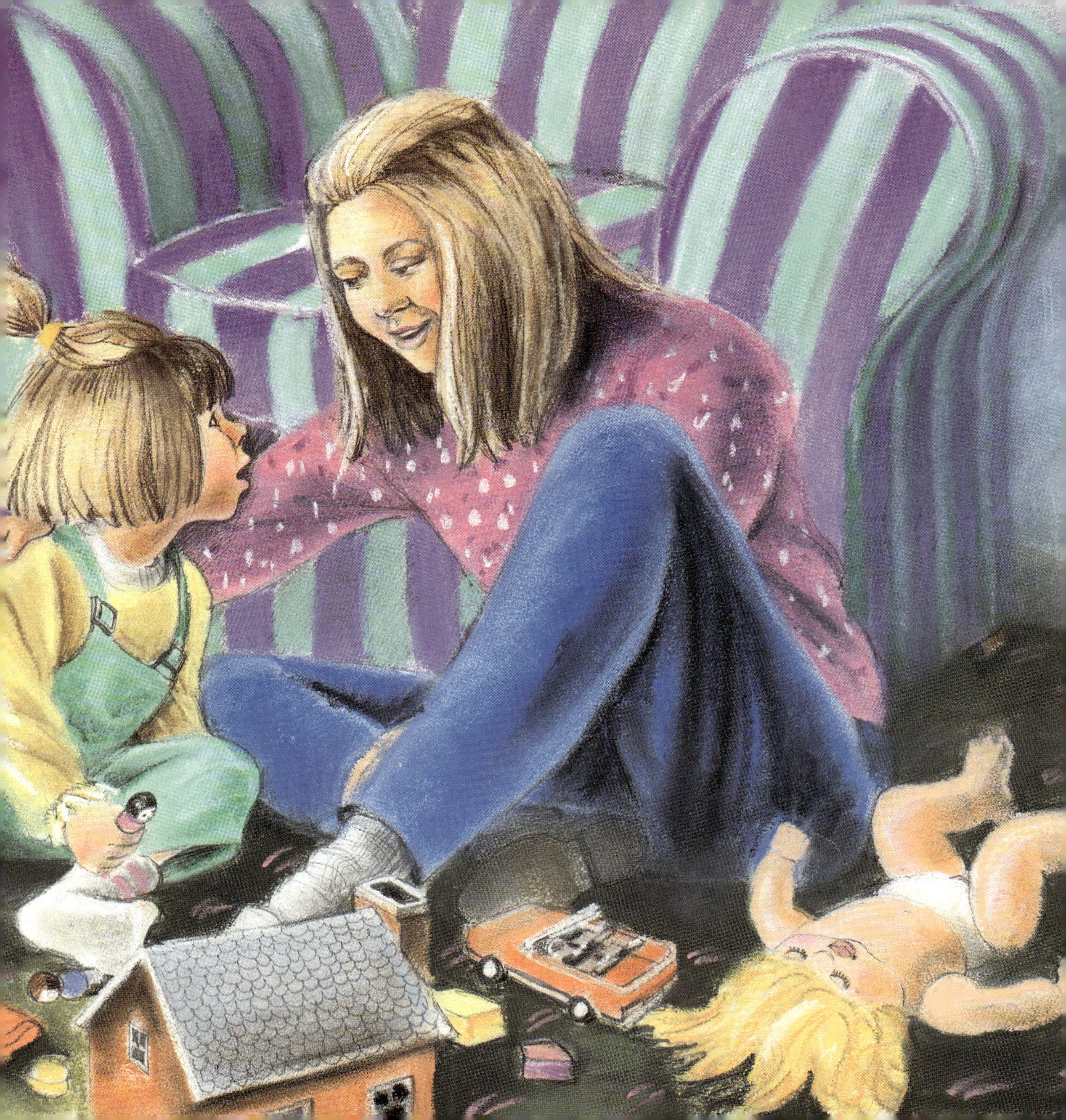

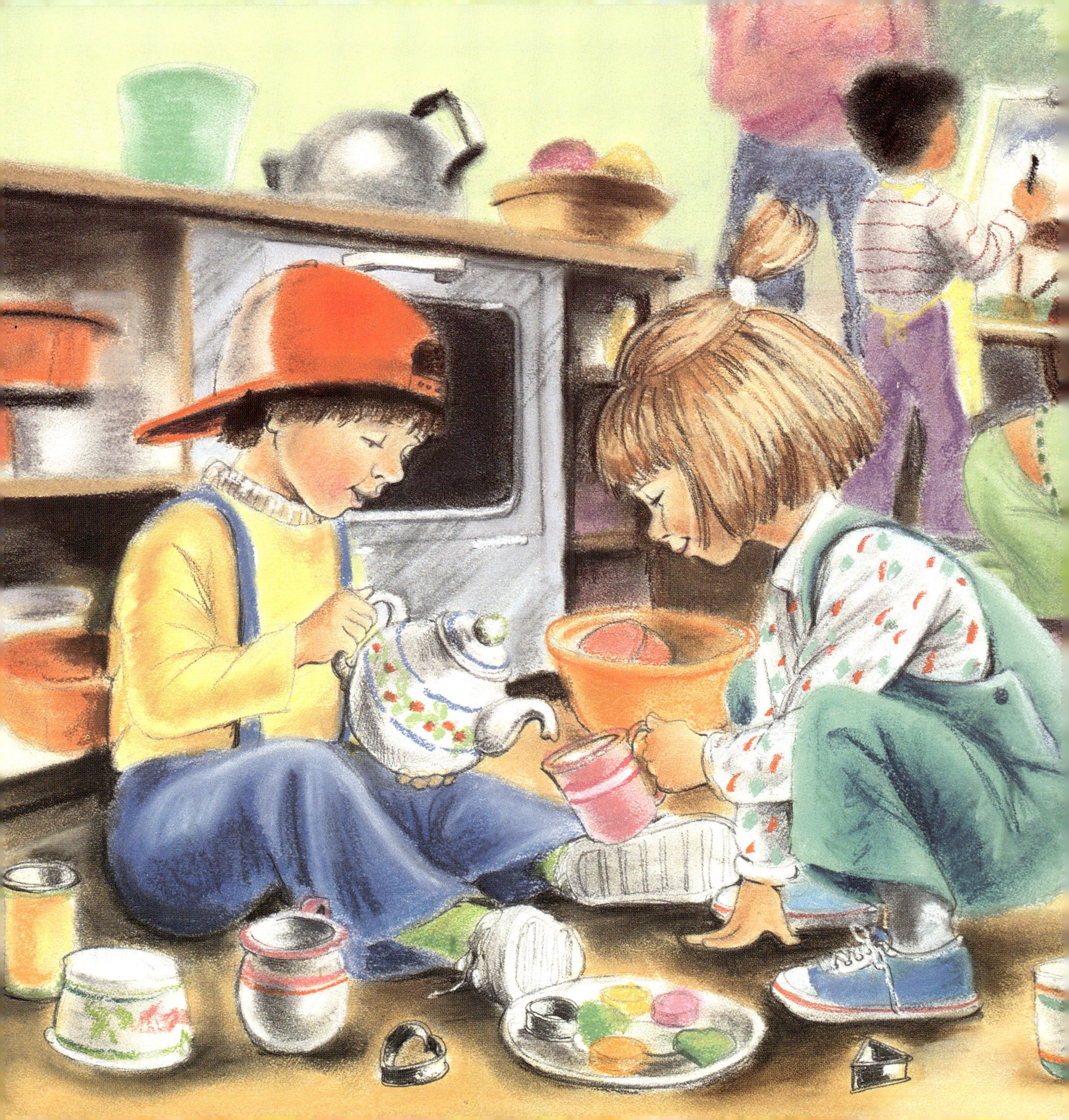

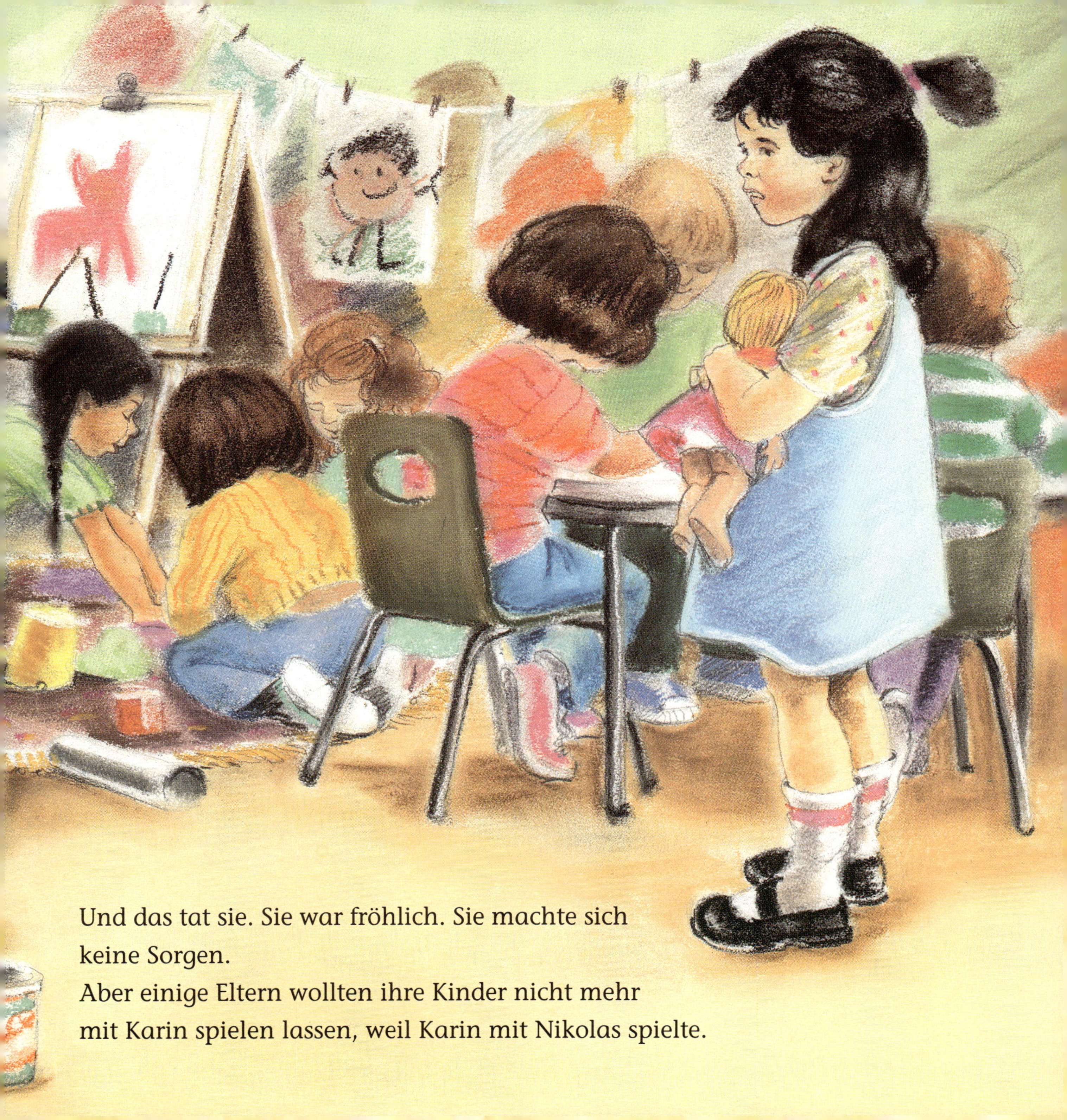

Und das tat sie. Sie war fröhlich. Sie machte sich
keine Sorgen.
Aber einige Eltern wollten ihre Kinder nicht mehr
mit Karin spielen lassen, weil Karin mit Nikolas spielte.

Als ihre Mutter und ihr Vater das hörten, waren sie äußerst empört. Sie riefen alle Eltern an. Sie riefen alle Kindergärtnerinnen an und sagten:
„Wir müssen uns treffen und über AIDS reden."

Alle kamen.
Sie redeten und redeten bis in die Nacht hinein, und alle erfuhren eine Menge über HIV und AIDS.

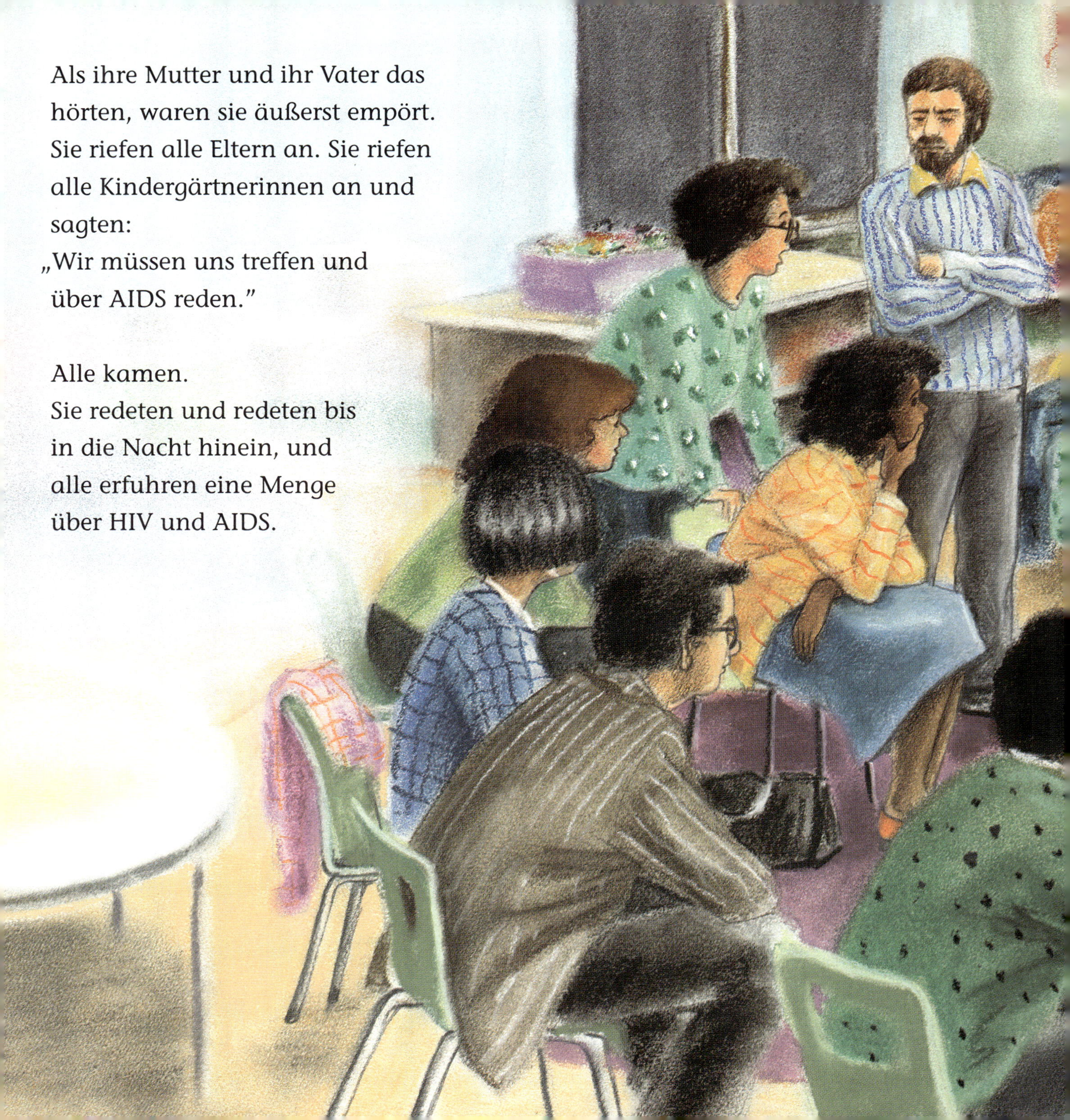

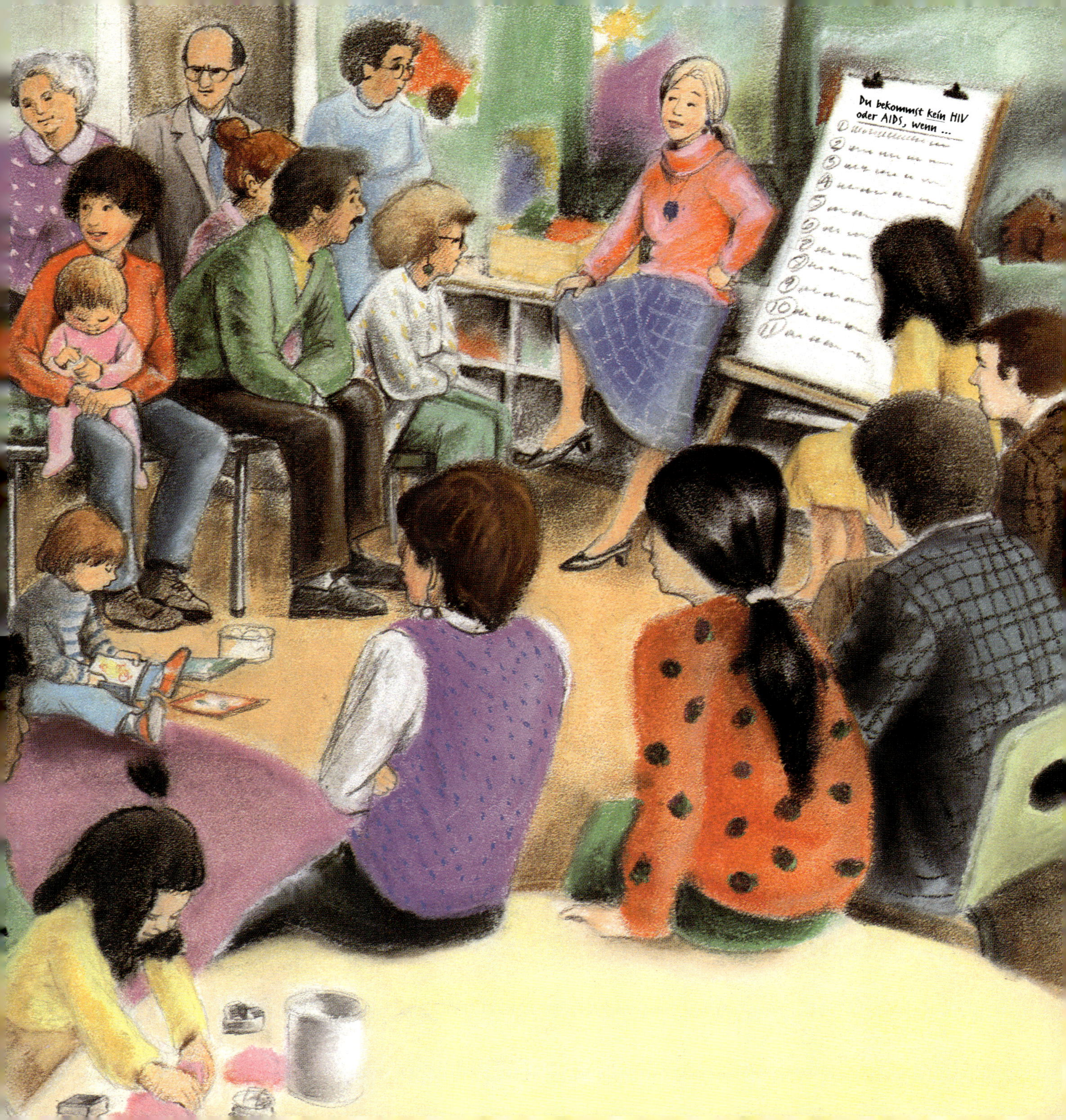
Du bekommst kein HIV oder AIDS, wenn ...

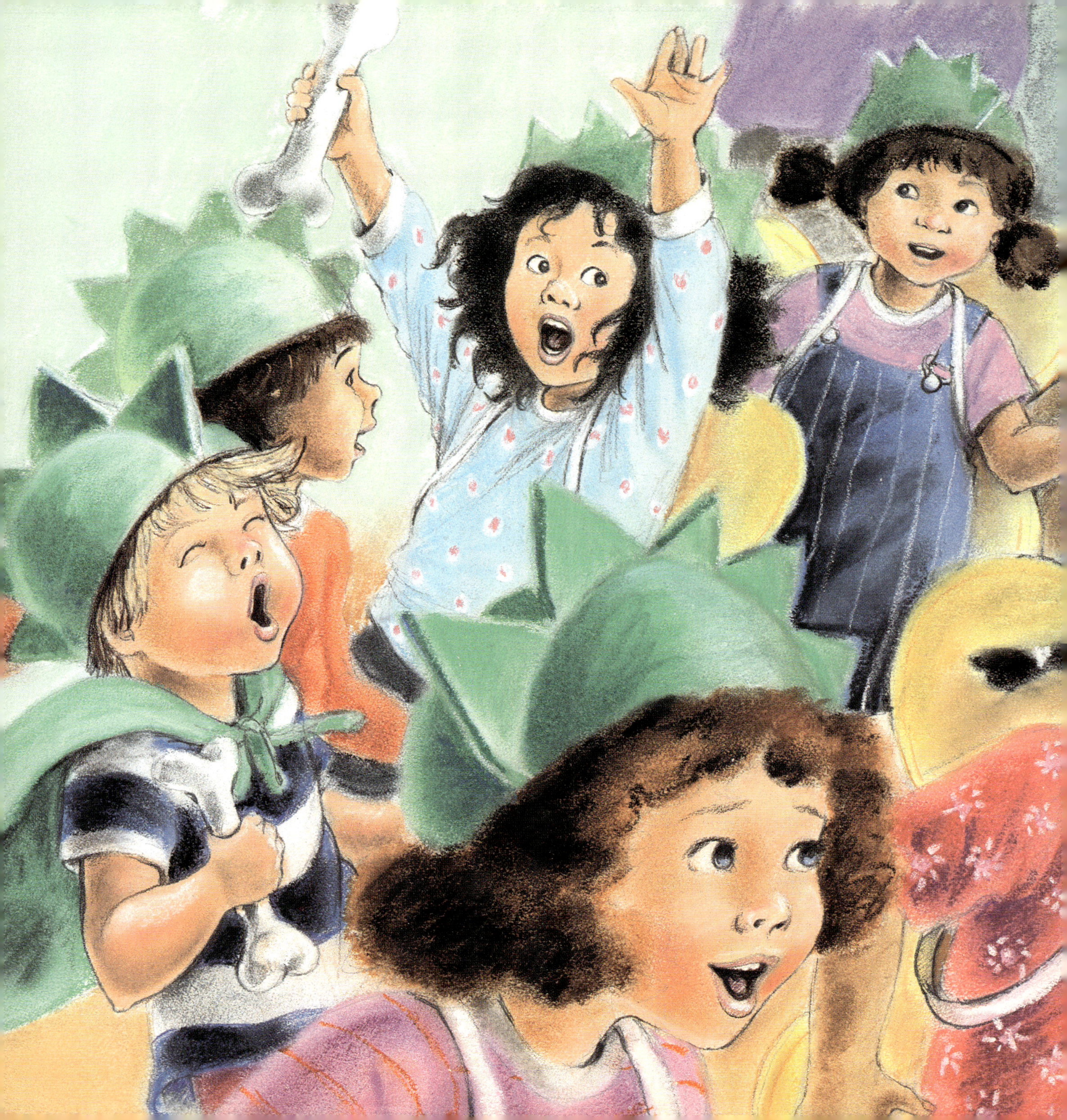

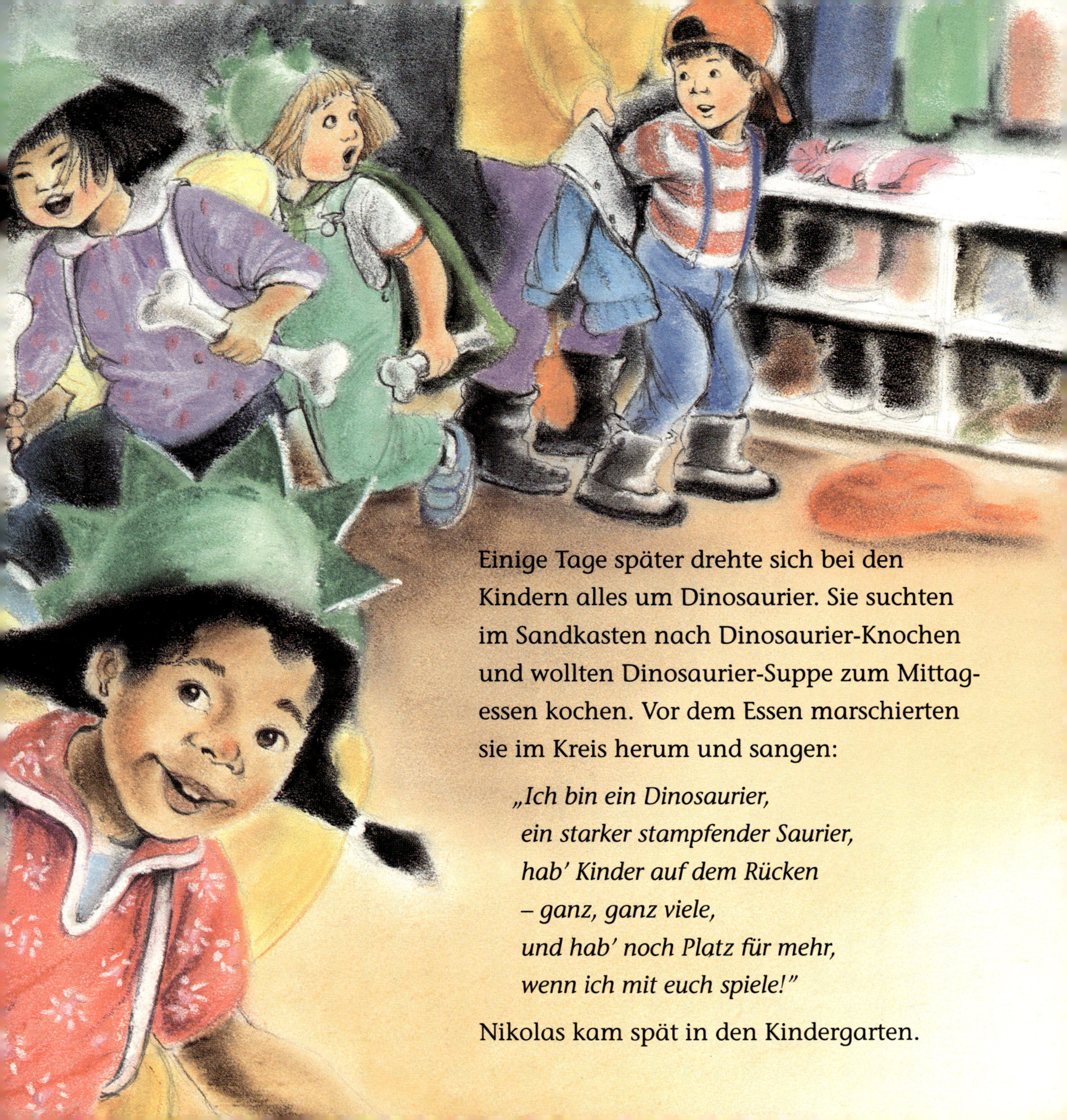

Einige Tage später drehte sich bei den Kindern alles um Dinosaurier. Sie suchten im Sandkasten nach Dinosaurier-Knochen und wollten Dinosaurier-Suppe zum Mittagessen kochen. Vor dem Essen marschierten sie im Kreis herum und sangen:

„Ich bin ein Dinosaurier,
ein starker stampfender Saurier,
hab' Kinder auf dem Rücken
– ganz, ganz viele,
und hab' noch Platz für mehr,
wenn ich mit euch spiele!"

Nikolas kam spät in den Kindergarten.

Als er sah, was sie spielten, sagte er:
„Ich kenn' mich aus mit Dinosauriern.
Ihr braucht keine Angst vor ihnen zu
haben."
Sebastian rief: „Nikolas, komm zu mir!"
Benjamin rief noch lauter:
„Nikolas, komm zu mir!"
Aber Karin rief am lautesten
von allen: „Nikolas, komm
zu mir!"
Alle kicherten und rutschten
auf dem Po zur Seite, um
im Kreis Platz für Nikolas
zu machen.
„Nikolas, möchtest du
heute mein Helfer sein?"
fragte Julia.
„Ja bitte", antwortete
Nikolas.
Und er wurde
ihr Helfer.

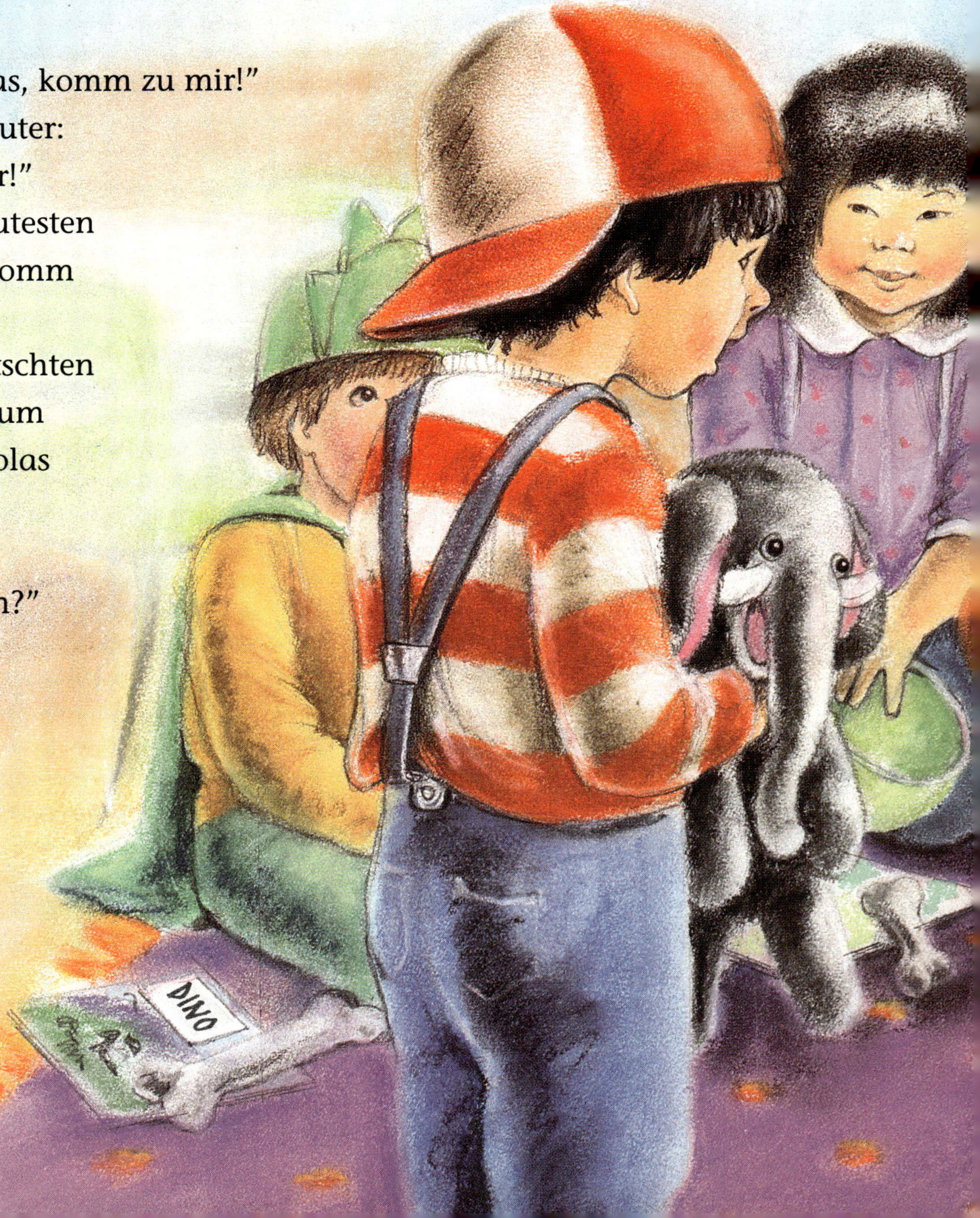

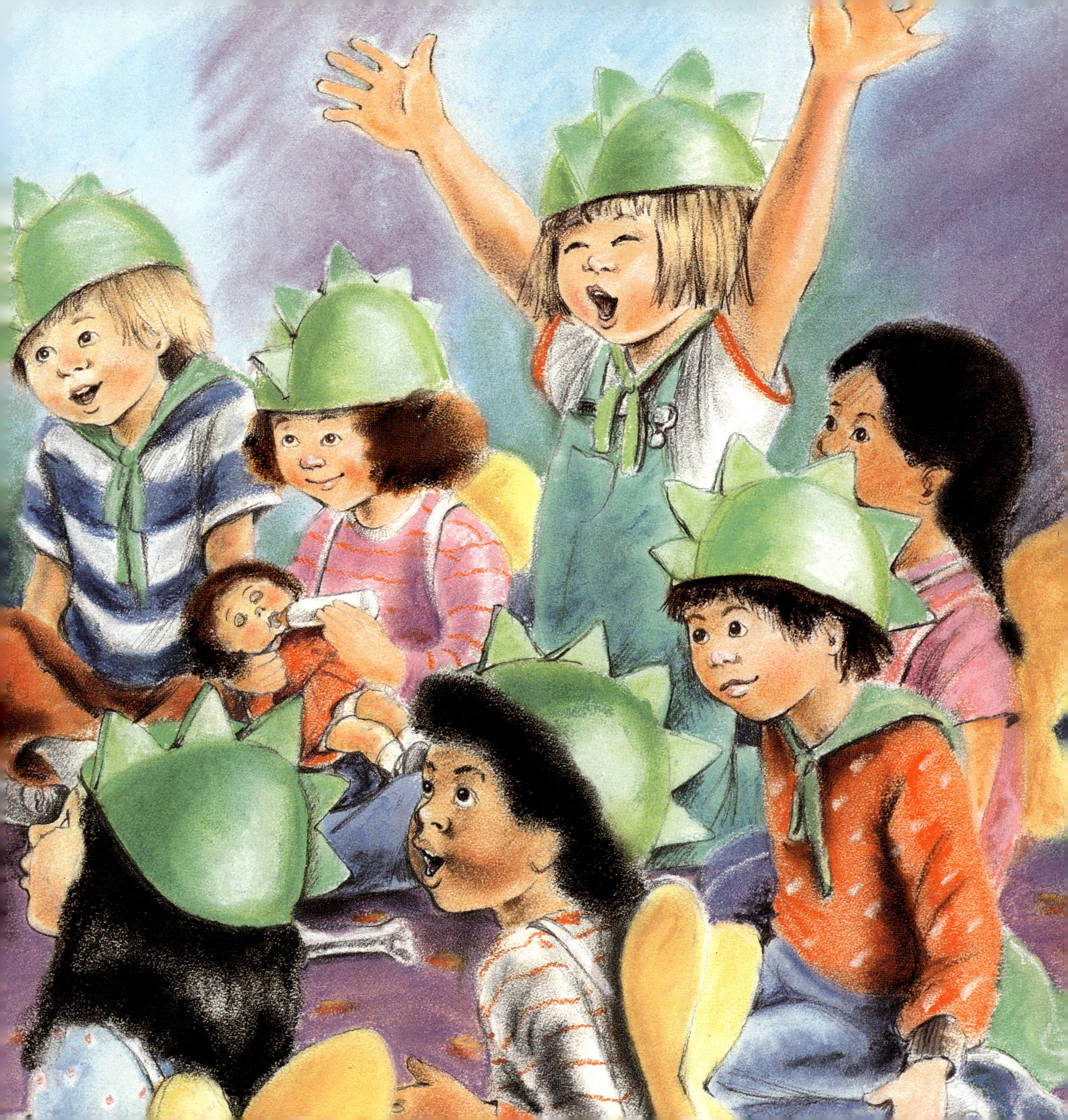

Viele Menschen haben Angst, HIV-positiv zu werden oder AIDS zu bekommen.*

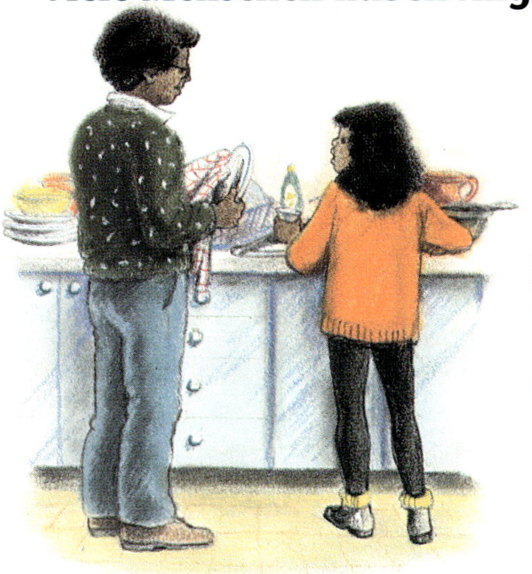

du mit jemandem zusammenwohnst,
der oder die HIV-positiv ist oder AIDS hat

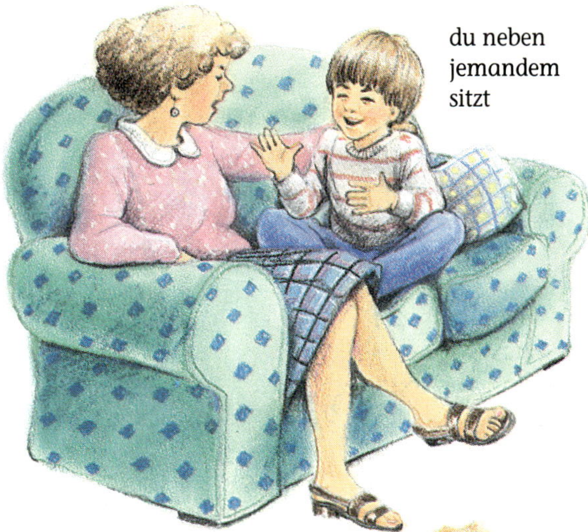

du neben
jemandem
sitzt

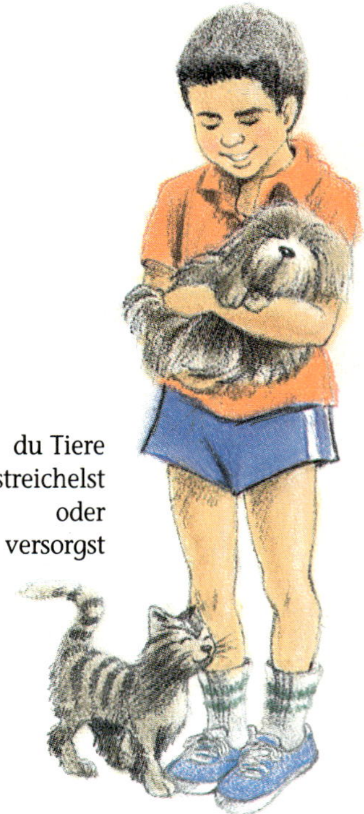

du Tiere
streichelst
oder
versorgst

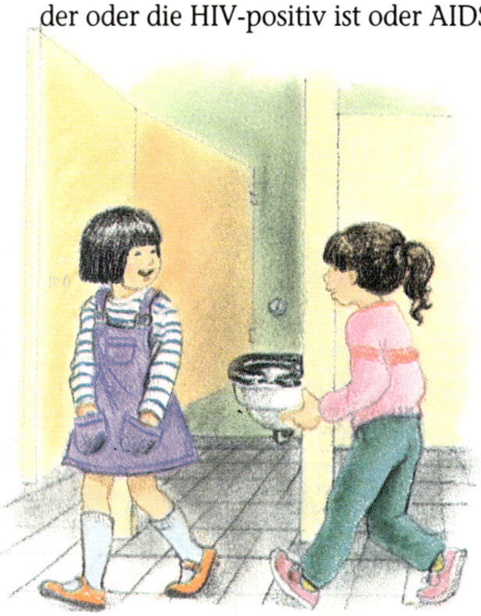

ihr gemeinsam Toilette und Bad benutzt

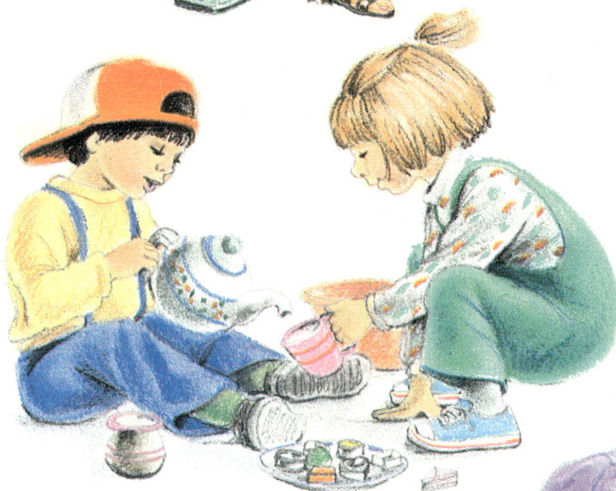

ihr gemeinsam Tassen und Teller,
Messer und Gabeln benutzt

du dir die Haare
schneiden läßt

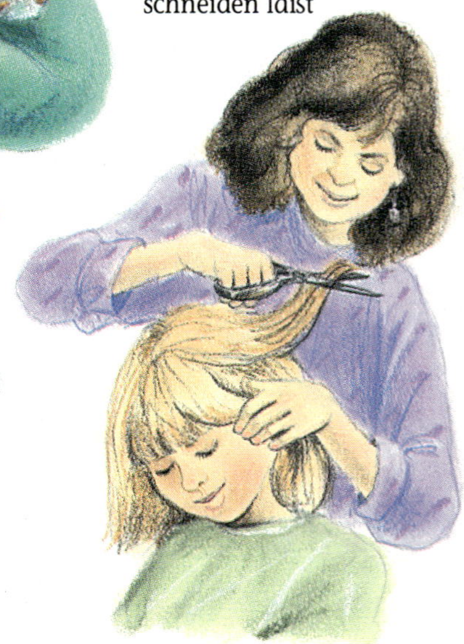

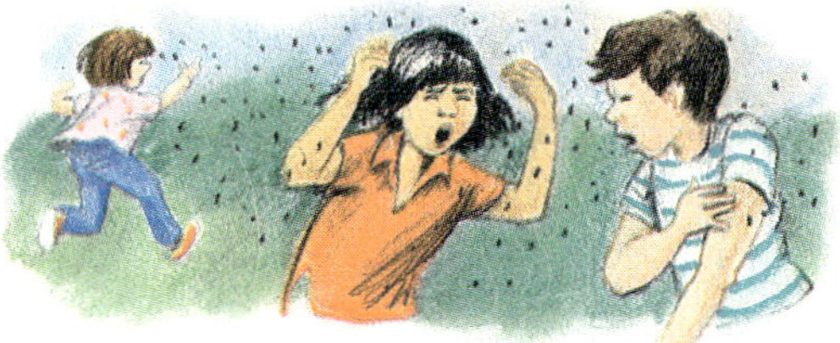

du von Mücken gestochen wirst

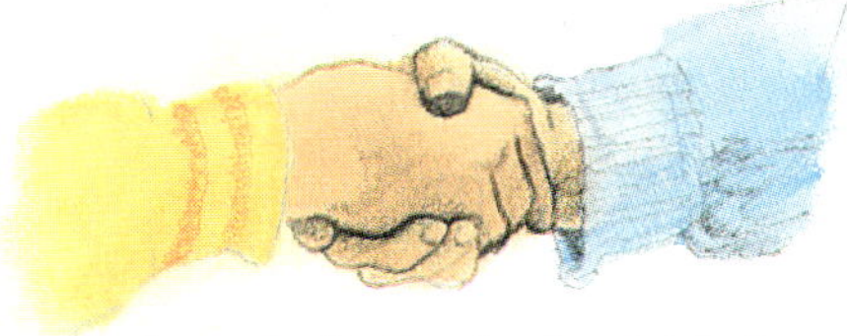

ihr euch die Hand gebt oder haltet

* HIV ist die Abkürzung für Human Immunodeficiency Virus – Humanes Immunschwäche-Virus.

Die meisten Befürchtungen sind unnötig. Du bekommst <u>kein</u> HIV oder AIDS, wenn

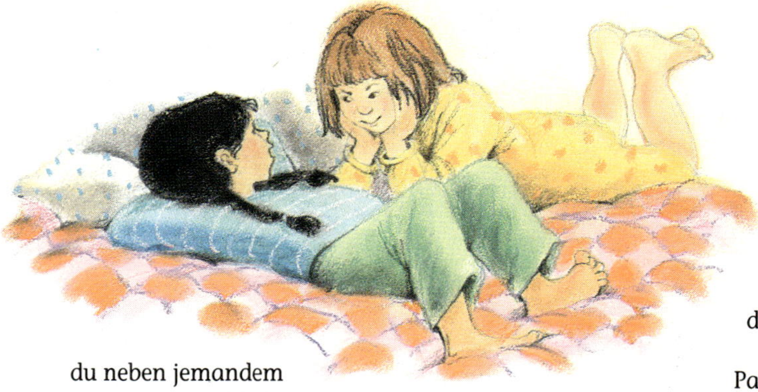

du neben jemandem schläfst

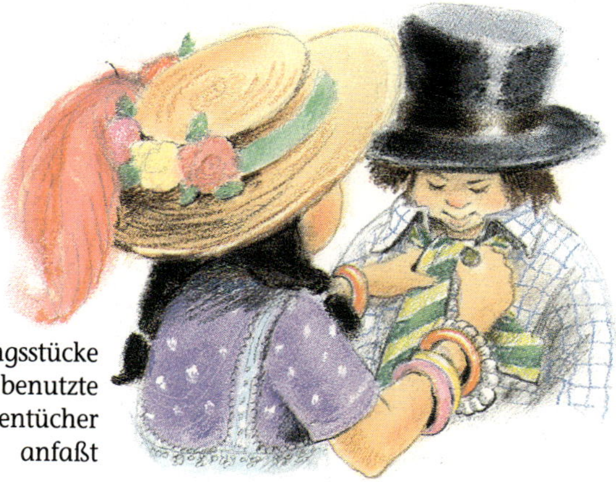

du Kleidungsstücke oder benutzte Papiertaschentücher anfaßt

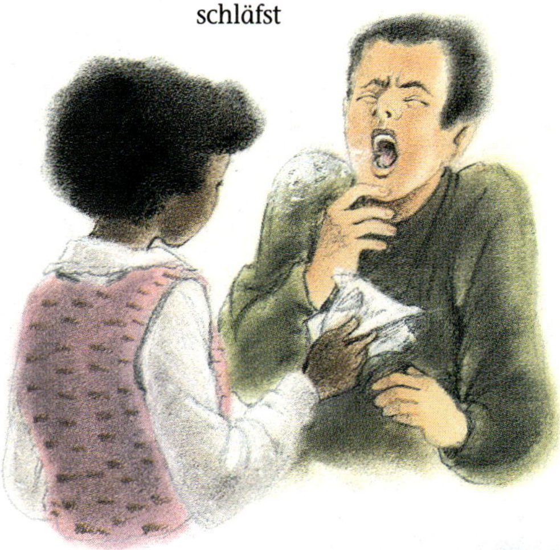

du mit jemandem sprichst, und die Person hustet oder niest

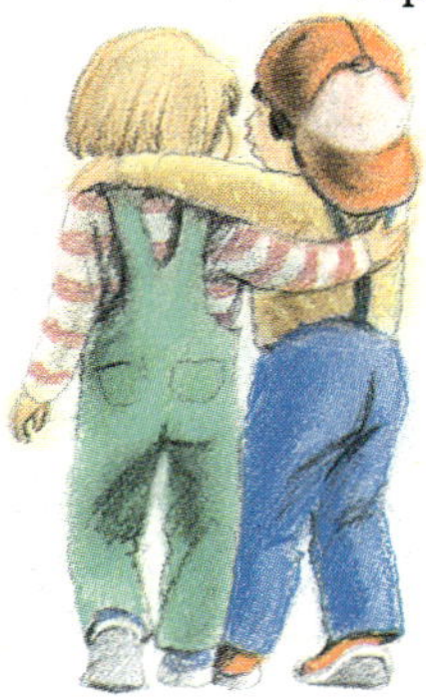

du jemanden umarmst

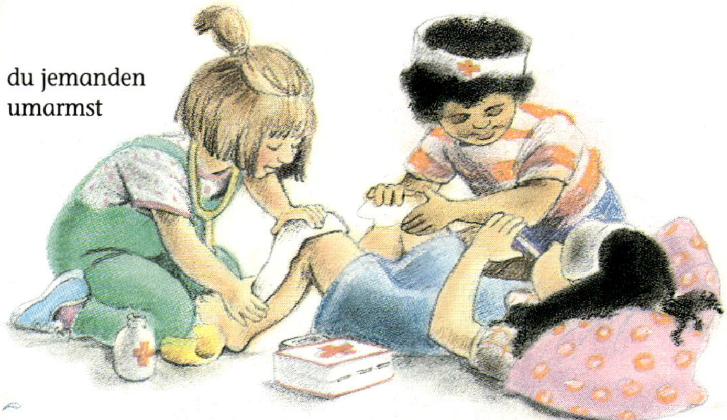

ihr mit denselben Spielsachen spielt

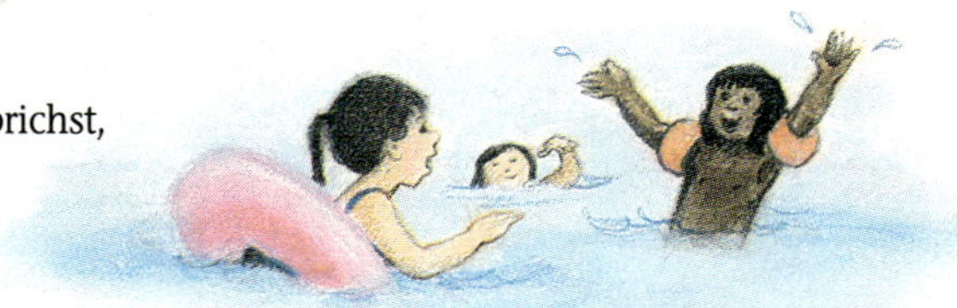

ihr im selben Schwimmbecken oder See badet

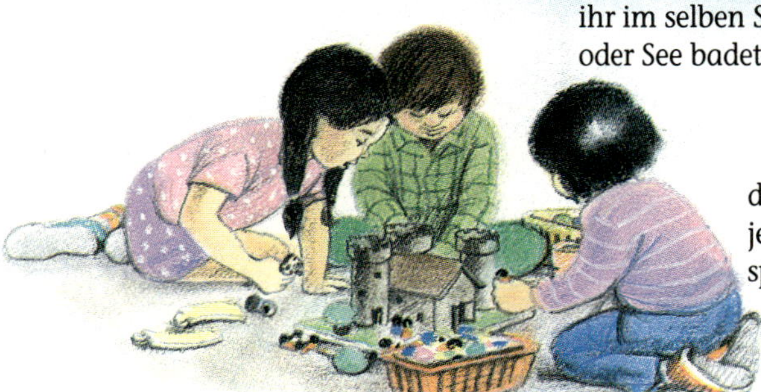

du mit jemandem spielst

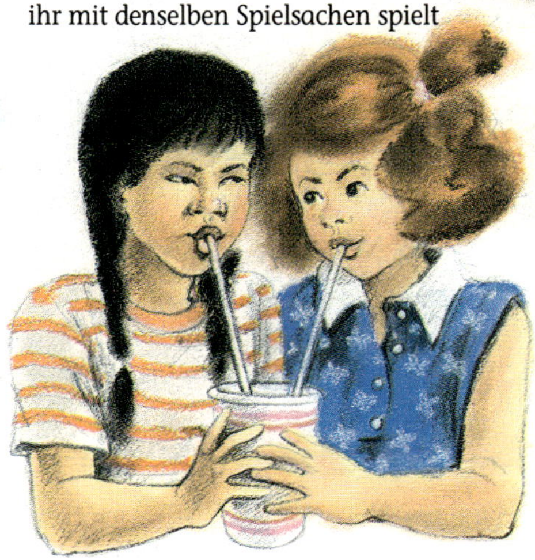

ihr aus einem Becher trinkt.

* AIDS ist die Abkürzung für Acquired Immune Deficiency Syndrome – erworbenes Immundefekt-Syndrom.

Informationen über HIV und AIDS

Für Jugendliche, Eltern, Lehrkräfte, Betreuerinnen und Betreuer

Einführung

AIDS/HIV ist ebenso ein gesellschaftliches wie ein medizinisches Problem.

AIDS ist ein umfassendes Thema, das andere heikle Themen moralischer und persönlicher Art berührt wie Sexualität, Krankheit, Tod, Ausgrenzung und Akzeptanz. Viele Menschen möchten gerne glauben, das AIDS-Problem werde einfach von selbst verschwinden. Das wird nicht der Fall sein. AIDS geht heute alle an, denn weltweit sind Millionen von Menschen HIV-positiv, ohne es zu wissen. Die folgenden Informationen sollen Ihnen als Erziehende und Betreuende helfen, sich über AIDS ins Bild zu setzen, so daß Sie Kindern auf die vielen Fragen zu dieser Krankheit fundierte Antworten geben können. Kinder ahmen das Verhalten von Eltern und Erziehenden nach. Deswegen müssen Sie Ihre Ängste oder Ihre Gleichgültigkeit überwinden und sich über AIDS informieren. Wenn Sie die Fragen Ihrer Kinder zu AIDS ohne Zögern und aufrichtig beantworten können, solange die Kinder klein sind, werden sie gewiß auch später in Ihnen eine glaubhafte Informationsquelle sehen.

Vieles in bezug auf AIDS ist noch unklar, so etwa die Zahl der Infizierten und die Heilmethoden. **Klar ist dagegen, wie man sich vor AIDS schützen kann. Quarantäne ist nur angebracht bei Infektionskrankheiten, die durch normale tägliche Verrichtungen verbreitet werden. AIDS wird nicht auf diese Weise verbreitet.**

Was ist AIDS?

AIDS ist die Abkürzung für **A**cquired **I**mmuno **D**eficiency **S**yndrome (erworbenes Immunschwäche Syndrom). AIDS wurde zu Beginn der achtziger Jahre entdeckt. Es wird durch ein äußerst empfindliches **Virus** namens **HIV** verursacht, das außerhalb des menschlichen Körpers normalerweise nicht lebensfähig ist. HIV schwächt das Abwehr- oder **Immunsystem** des Menschen, so daß der Körper sich nicht vor Infektionen und Geschwulsten (z.B. Lymphome, Karposi-Sarkom) schützen kann.

Genau genommen bezieht sich „AIDS" ausschließlich auf die letzten Stadien einer HIV-Infektion, wenn die betroffene Person erkrankt. Eine HIV-Infektion hat mehrere Stadien. Im ersten Stadium treten keine oder nur sehr allgemeine Symptome auf, die meistens wieder verschwinden.

Was ist ein Immunsystem?

Stellen Sie sich Ihr Immunsystem als Ihre persönliche Gesundheitsstreitmacht vor.

Die Körper aller Menschen sind aus denselben Teilen zusammengesetzt. Zum Beispiel bilden Muskeln und Knochen ein System, das Sie befähigt, zu gehen und sich zu bewegen. Das System zum Schutz der körperlichen Gesundheit wird als **Immunsystem** bezeichnet. Es hat die Aufgabe, alles Gesundheitsschädliche, das in den Körper gelangt, zu erkennen und abzuwehren. Dieses Abwehrsystem hat Millionen von „Kämpfern", u.a. die sogenannten „Helferzellen". Sie leben im Blut, stets bereit, Eindringlinge anzugreifen. Wenn ein Bazillus oder Virus in den Körper gelangt, macht ihm das innere Abwehrsystem zu schaffen. Deswegen genesen Sie von einer Erkältung oder von den Windpocken. Wenn Sie Fieber haben, ist das ein Zeichen, daß in Ihrem Körper ein Kampf im Gange ist.

Was ist ein Virus?
Es gibt zahlreiche verschiedene Erreger, die Krankheiten verursachen. Tausende befinden sich auf unserer Haut oder schweben in der Luft, die wir atmen. Manche können uns schaden. Die allerkleinsten Erreger werden **Viren** genannt. Viren sind so winzig, daß Millionen von ihnen auf einer Bleistiftspitze Platz haben. Viren verursachen gängige Krankheiten wie Erkältungen, Grippe, Masern und Windpocken.

Was genau ist HIV?
HIV ist der Name des Virus, das mit der Krankheit „AIDS" verknüpft ist. HIV ist die Abkürzung für **H**uman **I**mmunodeficiency **V**irus (humanes Immunschwäche-Virus). Wenn Sie bedenken, daß die Zeitspanne zwischen der Ansteckung mit HIV und dem Auftreten erster Krankheitszeichen einige Monate oder Jahre, möglicherweise sogar lebenslang betragen kann, dann verstehen Sie, daß AIDS ein weltweites soziales, politisches und medizinisches Problem ist. **Die meisten mit HIV infizierten Menschen entwickeln lange Zeit keinerlei Symptome der AIDS genannten Krankheit. Trotzdem können sie das Virus auf andere übertragen.**

Person wird mit HIV infiziert

HIV überträgt sich von einer infizierten Person durch Blut, Samen oder Scheidensekret auf eine nicht infizierte Person.

→

1 bis 15 Jahre später (Latenzzeit)

Die infizierte Person beginnt sich unwohl zu fühlen; z.B.: nächtliche Schweißausbrüche, unerklärlicher Gewichtsverlust. Manche nennen diese Phase ARC (AIDS-Related Complex – AIDS-Vorstadium).

→

AIDS

Das körpereigene Abwehrsystem der infizierten Person ist so geschwächt, daß Erreger, mit denen ein gesunder Mensch fertig wird, zu schweren Erkrankungen und schließlich zum Tod führen können.

Wie schädigt HIV das Abwehrsystem des Körpers?
HIV ist ein sehr ungewöhnliches Virus. Das Abwehrsystem hat spezielle Kampfzellen (Helferzellen), die wie Weckuhren funktionieren, um die Streitmacht zu alarmieren, wenn ein Eindringling angreift. HIV greift gezielt diese Alarmzellen eine nach der anderen an, so daß sie nicht mehr ordnungsgemäß funktionieren können. Im Laufe der Jahre schaltet HIV am Ende sämtliche Alarmzellen aus, und der Rest der Streitmacht erkennt nicht, daß Eindringlinge anwesend sind. Sobald dies geschieht, erkranken HIV-positive Menschen schwer, und die meisten sterben.

Wie gelangt HIV in den Körper?
Nicht, wer Sie sind, bewirkt, daß Sie sich mit HIV infizieren, sondern was Sie tun. Die einzige Möglichkeit, sich mit HIV zu infizieren, ist ein **direkter** Austausch von Blut, Samen oder Scheidensekret mit einer HIV-positiven Person.
Dies kann nur auf vier Arten geschehen:
1. Durch ungeschützten Sex mit einer infizierten Person. Heute ist es mehr denn je erforderlich, daß wir offen und ehrlich über Sexualität und Sexualpraktiken sprechen. Weil die meisten Infizierten gar nicht wissen, daß sie HIV-positiv sind, tun Sie klug daran, sich beim Sex vor HIV bzw. AIDS zu schützen. Wie? Durch den korrekten Gebrauch von Kondomen bei jeder Form von Penetration (vaginal, anal) und sogenannter Dental Dams (Latextücher) bei oralem Sex. Sexuelle Gewalthandlungen (Vergewaltigung, sexueller Mißbrauch an Mädchen und Jungen) können eine Ursache für HIV-Infektionen sein. Gewalttäter benutzen selten Kondome.

2. Drogenabhängige, die für intravenös injizierte Drogen **gemeinsame Spritzen** benutzen, können unwissentlich HIV bekommen. Dies läßt sich vermeiden, wenn Einwegspritzen benutzt werden oder das Spritzbesteck desinfiziert wird. Drogenabhängige können sich auch durch ungeschützten Sex im Rahmen der Beschaffungsprostitution mit HIV infizieren.

Wenn Sie Blut spenden oder eine Spritze bekommen, benutzen Ärztinnen und Ärzte sowie medizinische MitarbeiterInnen stets neue, saubere Nadeln. Zur Sicherheit können Sie fragen. (Vorsicht geboten ist auch bei Tätowierungen, die nicht fachkundig vorgenommen werden.)

3. Kinder von HIV-positiven Frauen können während der Schwangerschaft, während der Geburt und auch beim Stillen angesteckt werden. Neuere Studien zeigen, daß in Europa nur etwa ein Viertel bis ein Drittel dieser Kinder tatsächlich angesteckt sind.

4. Manche Menschen wurden zwischen 1978 und 1985 durch Bluttransfusionen und durch aus Blut hergestellte Medikamente mit HIV infiziert. Seit 1985 wird in den westlichen Ländern Blut auf HIV getestet.

Wie erfahre ich, ob ich HIV-positiv bin?

Die meisten HIV-positiven Menschen fühlen sich wohl und sehen jahrelang gesund aus. Wenn das Immunsystem erstmals HIV erkennt, entwickelt es Antikörper. Diese **Antikörper** können mit Hilfe zweier Bluttests nachgewiesen werden, **allerdings frühestens drei Monate nach der Ansteckung. Wenn der Test vor Ablauf dieser Zeit durchgeführt wird, ist er nicht aussagekräftig.** Ein positives Testergebnis bedeutet, daß Sie mit HIV infiziert wurden und andere anstecken können. Bevor Sie einen HIV-Antikörper-Test machen lassen, sollten Sie eine AIDS-Beratungsstelle aufsuchen. Beratungen sind zumeist anonym und kostenlos.

Gibt es ein Medikament, um HIV aus dem Körper zu entfernen?

Nein. Ärztinnen und Ärzte, Forscherinnen und Forscher bemühen sich sehr, die Krankheitsbilder von AIDS zu behandeln und Impfstoffe und Medikamente zu entwickeln, die beschädigte Helferzellen reparieren und verhindern können, daß HIV das Immunsystem zerstört. Ein Medikament, das AIDS-Erkrankte heilt, gibt es bislang nicht.

Kann ich von Mückenstichen oder von Tieren mit HIV infiziert werden?

Nein. Im Körper von Mücken und anderen Tieren kann HIV nicht leben, es kann also nicht von Insekten oder Haustieren übertragen werden.

Kann ich vom Küssen AIDS bekommen?

Tausende von AIDS-Fällen sind weltweit gemeldet. Keiner der gemeldeten Fälle wurde durch Küssen verursacht. Im Speichel (wie auch in Schweiß, Tränen, Urin und Kot) wurden nur ganz geringe Spuren des HIV-Virus gefunden. Vor **Blut und Samen** müssen Sie sich vorsehen, aber nicht vor Speichel.

Wie kann ich mich vor HIV schützen?

1. Die HIV-Infektion ist eine durch ungeschützten Sex übertragbare Krankheit. **Safer Sex** ist die beste Vorsorge für alle. Wenn Sie ungeschützten Sex mit jemandem haben, die oder der zuvor andere Partnerinnen bzw. Partner hatte, oder wenn Sie vorher andere Partnerinnen bzw. Partner hatten und Sie beide nicht kürzlich einen Bluttest mit HIV-Antikörper-negativem Ergebnis machen ließen, dann ist es angeraten, **Kondome** und/oder **Latextücher** zu benutzen. (Bedenken Sie, daß die Antikörper nicht sofort nach der Infektion nachgewiesen werden können!) Wenn Sie Gleitmittel benutzen, sollten diese wasserlöslich sein; öl- und fetthaltige Mittel machen das Kondom porös und damit durchlässig.

2. Machen Sie sich mit den zahlreichen sexuellen Ausdrucksmöglichkeiten vertraut, die es außer Geschlechtsverkehr gibt. Zuneigung und Nähe können auf vielerlei Weise gezeigt werden.

3. Wenn irgend möglich, benutzen Sie Spritzen niemals gemeinsam, egal, zu welchem Zweck. Wenn Sie Sex mit jemandem haben, die oder der mit anderen dieselben Spritzen benutzt oder benutzt hat, beugen Sie einer Infektion durch Safer Sex vor.

4. Es gibt keinerlei Hinweis, daß HIV durch kleine Verletzungen in Kindergarten oder Schule übertragen wird. HIV ist ein empfindliches Virus, das außerhalb des menschlichen Körpers rasch abstirbt. Wenn ein Kind eine kleine Schürf- oder Schnittverletzung hat, können Sie die Blutstillung durch das Aufdrücken einer Wundauflage beschleunigen. Die Außenränder der Wunde (nicht die Wunde selbst!) können Sie mit einer antiseptischen Flüssigkeit säubern. Legen Sie einen Pflasterwundverband an, oder lassen Sie die Wunde an der Luft heilen.

Im Alltag sind die allgemeinen Hygieneregeln gewöhnlich ausreichend.

Zusammenfassung

Eine HIV-Infektion ist viel leichter zu verhindern als zu behandeln. Informieren Sie sich über HIV und AIDS, damit Sie sich schützen können.

- Es gibt **keinerlei** Hinweise darauf, daß HIV durch allgemeine alltägliche Verrichtungen übertragen wird.
- Die beiden Hauptinfektionswege sind:
  Ungeschützter Sex mit einer HIV-positiven Person; gemeinsamer Gebrauch von Spritzen mit einer HIV-positiven Person.
- Denken Sie daran, die meisten HIV-positiven Menschen wissen nicht, daß sie infiziert sind.
- Kinder wie Erwachsene, deren Immunsystem durch HIV geschädigt ist, können sich leicht Erkrankungen zuziehen, mit denen Menschen mit intaktem Immunsystem sie anstecken (z.B. Erkältungen). Das Einhalten allgemein üblicher Hygieneregeln ist deshalb in allen Gemeinschaftseinrichtungen unerläßlich.

Was soll ich Kindern erzählen?

1. AIDS ist eine schwere Krankheit, aber ein Kind bekommt sie nicht leicht.

2. Betrachten und besprechen Sie die Abbildungen auf den letzten beiden Bildseiten über Aktivitäten, bei denen HIV nicht übertragen werden kann.

3. AIDS-Prävention erfordert Sexualaufklärung. Wenn Sie kleine Kinder haben oder betreuen, machen Sie sie schon früh mit Ihrer Einstellung zu Sexualität und zwischenmenschlichen Beziehungen vertraut. Seien Sie offen für Fragen. Wenn die Kinder fragen, sagen Sie Ihnen die Wahrheit darüber, wie jemand HIV/AIDS bekommen kann, und zwar mit einfachen Worten, zum Beispiel:

„Man kann auf zweierlei Art HIV/AIDS bekommen – indem das Blut eines Menschen mit HIV in den eigenen Körper gelangt oder indem man ungeschützten Sex mit jemandem hat, die oder der sich mit HIV angesteckt hat."

Sie können erklären, was Sex ist und daß er Erwachsenen vorbehalten ist. Weisen Sie Ihre Kinder auch darauf hin, daß sie sich keinesfalls an dem zumindest früher weit verbreiteten Ritual der „Blutsbrüderschaft" beteiligen dürfen.

4. Gehen Sie die **fettgedruckten** Passagen mit älteren Kindern durch. Je mehr Sie selbst über HIV erfahren, um so besser werden Sie imstande sein, die Fragen der Kinder zu beantworten.

Zum Beispiel:

„Kondome sind wie dünne Luftballons, die sich Männer vor dem Sex über ihren Penis ziehen, um das Ausbreiten von Krankheitserregern (sowie eine Schwangerschaft) zu verhindern."

„Wenn du Spritzen findest, faß sie nicht an, und nimm nie Drogen, die gespritzt werden."

Weiterführende Literatur zum Thema HIV/AIDS bei Kindern und Jugendlichen

Für Erwachsene

Burghard Stück, Bernd Röhrig und Richard Rudolph (Hg.): *AIDS bei Frauen und Kindern. Leben mit der Krankheit,* Stuttgart 1989

Die andere Welt. Unabhängiges Monatsblatt nicht nur für Lesben und Schwule, Sondernummer AIDS (1993), kostenlos zu beziehen über: *Die andere Welt,* Postfach 24, 10371 Berlin. (Beiträge u.a. zu „Jugend, Sex und AIDS", Safer Sex, Abschied, „Arbeitskreis zur Förderung von Pflegekindern e.V.", Film- und Buchbesprechungen zum Thema AIDS, Adressen von Beratungsstellen.)

Deutscher Bundesjugendring (Hg.): *AIDS in der Jugendarbeit* (Arbeitsmappe), Frankfurt/M. 1991

Institut für soziale Arbeit e.V. (Hg.): *AIDS-Prävention im Jugendalter,* Münster 1990

Michael Jürgs (Hg.): *AIDS bei Kindern. Über die jüngsten Opfer der Seuche ...,* Hamburg 1989

Johannes Münder: *AIDS und Jugendhilfe,* hg. vom Arbeitskreis zur Förderung von Pflegekindern e.V., Münster 1993

Chris Oyler: *Mami, muß ich sterben?* Genf 1990

Andrea Stute: *Essen mit Lust. Appetitmacher für Menschen mit HIV und AIDS,* 1992 (zu beziehen über die Deutsche AIDS-Hilfe e.V., Berlin)

Für Jugendliche

Bundeszentrale für gesundheitliche Aufklärung (Hg.): *... Na Nu? Von Liebe, Sex und Freundschaft* (Fotoroman), kostenlos zu beziehen über die Bundeszentrale für gesundheitliche Aufklärung

Maja Gerber-Hess: *Reto, HIV-positiv. Ein Abschied* (Roman) Stuttgart 1991

Thomas Grossmann: *Schwul – na und?* Reinbek 1991

Nigel Hawkes: *AIDS,* Nürnberg 1988

Alice Hoffmann: *Wo bleiben Vögel im Regen* (Roman), München 1989

Earvin „Magic" Johnson: *AIDS. Was du tun mußt, damit du es nicht kriegst, wenn du es tust,* Hamburg 1993

E.M. Kerr: *Drachen in der Nacht* (Jugendroman), Ravensburg 1990

Antje Kunstmann und Franziska Krauch: *Mädchen. Das Aufklärungsbuch,* München 1991

Niki de Saint Phalle: *AIDS. Vom Händchenhalten kriegt man's nicht,* München 1987

Sylvia Schneider und Birgit Rieger: *Das Aufklärungsbuch,* Ravensburg 1990

Stefanie Tücking: *Das Anti-AIDS-Buch,* Frankfurt/M. 1990

Franz Urhahn (Hg.): *No Sex. No Drugs. Nur Rock'n Roll. Jugend und AIDS,* Frankfurt/M. 1989

Für Kinder

Elke Fahrenheim und Frieder Vogel: *Peter weiß mehr* (Broschüre), gegen eine Schutzgebühr von DM 5,- zu beziehen über die Immundefekt-Ambulanz/München(s.u. „Adressen")

Kostenloses Informationsmaterial zu HIV und AIDS gibt es bei der

Deutschen AIDS-Hilfe e.V.
Dieffenbachstr. 33
10967 **Berlin**
Tel. (030) 690 08 70

und bei der

Bundeszentrale für
gesundheitliche Aufklärung
Ostmerheimer Str. 200
51109 **Köln**

Bücher und andere Materialien zum Thema Sexualaufklärung für Kinder und Jugendliche können Sie beziehen über die

Pro Familia Vertriebsgesellschaft
Niddastr. 76
60329 **Frankfurt**
Tel. (069) 25 19 30

Bei den örtlichen **Pro Familia Beratungsstellen** können Sie sich auch zu Fragen rund um das Thema Sexualität beraten lassen.

Hier können Sie sich speziell zum Thema Kinder und HIV/AIDS informieren und beraten lassen:

Consultingstelle AIDS und Kinder
Arbeitskreis zur Förderung
von Pflegekindern e.V.
Geisbergstr. 30
10777 **Berlin**
Tel. (030) 211 10 67

AIDS-Forum e.V.
Bredowstr. 14
10551 **Berlin**
Tel. (030) 396 75 05

Elterninitiative
HIV-betroffener Kinder e.V.
Klosekamp 35
40489 **Düsseldorf**
Tel. (0211) 408 95 83

In einigen Universitäts-Kinderkliniken gibt es medizinische und psychosoziale Fachkräfte, die Unterstützung anbieten und Hinweise geben können:

Universitäts-Kinderklinik Berlin
Heubnerweg 6
14059 **Berlin**
Medizinische Ansprechpartnerin:
Frau PD Dr. I. Grosch-Wörner
Tel. (030) 3035-4373

Psychosoziale Ansprech-
partnerinnen:
Gabriele Wilke, Tel. (030) 3035-4225
Agnes Runde, Tel. (030) 3035-4365

Universitäts-Kinderklinik Hamburg
Martinistr. 52
20251 **Hamburg**
Med. AnsprechpartnerInnen:
Herr Dr. P. Höger
Tel. (040) 4717-2718 oder -3710
Frau Dr. C. Dammann
Herr Dr. R. Ganschow

Universitäts-Kinderklinik Düsseldorf
Zentrum für Kinderheilkunde
Moorenstr. 5
40225 **Düsseldorf**
Medizinischer Ansprechpartner:
Herr Dr. Wahn, Tel. (0211) 311 61 54
Psychosoziale Ansprechpartnerin:
Gudrun Kamp, Tel. (0211) 311 84 50

Immunologische Ambulanz
Zentrum für Kinderheilkunde
der Universität Bonn
Adenauerallee 119
53113 **Bonn**
Medizinischer Ansprechpartner:
Herr Dr. Bialek, Tel. (0228) 2870

Klinikum der J.W. Goethe Universität
Zentrum der Kinderheilkunde
Theodor-Stern-Kai 7
60596 **Frankfurt/Main**
Medizinische Ansprechpartnerin:
Frau Dr. S. Enenkel-Stoodt
Tel. (069) 6301-5017

Universitäts-Kinderklinik
Im Neuenheimer Feld 150
69120 **Heidelberg**
Medizinischer Ansprechpartner:
Herr Dr. K.M. Debatin
Tel. (06221) 56 23 11

Immundefekt-Ambulanz
Dr. von Haunersches Kinderspital
der Universität München
Lindwurmstr. 4
80337 **München**
Med. AnsprechpartnerInnen:
Herr Prof. Dr. B.H. Belohradsky
Tel. (089) 5160-3156
Frau Dr. G. Notheis
Tel. (089) 5160-2817
Psychosoziale Ansprech-
partnerInnen:
Petra Manzey, Tel. (089) 5160-5373
Klaus Kinast, Tel. (089) 5160-3931

Die Anschriften von niedergelassenen Arztinnen und Ärzten, die besondere Erfahrungen in der Behandlung von Menschen mit HIV und AIDS haben, erfahren Sie bei den folgenden Stellen:

Gesundheitslotsendienst der Kassenärztlichen Vereinigung
Bismarckstr. 95/96
10625 **Berlin**
Tel. (030) 310 03 222

Deutsche Arbeitsgemeinschaft niedergelassener Ärzte
Blondelstr. 9
52062 **Aachen**
Tel. (0241) 470 97 21

Allgemeine Beratungsstellen zu HIV/AIDS
Auskünfte über Beratungsmöglichkeiten und -stellen bekommen Sie außerdem bei den örtlichen **AIDS-Hilfen** und den Gesundheitsämtern. Die örtlichen Beratungsstellen führen häufig noch keine Betreuung von Familien/Kindern mit HIV/AIDS durch, können Ihnen aber bei der Kontaktaufnahme zu den entsprechenden Stellen behilflich sein.

Deutsche AIDS-Hilfe e.V.
Dieffenbachstr. 33
10967 **Berlin**
Tel. (030) 690 08 70

Bundeszentrale für gesundheitliche Aufklärung (Telefonberatung):
Tel. (0221) 89 20 31